Sandra Dick, Andreas Häusler, Kerstin Krause-Köhler, Johanna Nordheim,
Michael A. Rapp
Demenzielle Erkrankungen im Alter

Praxiswissen Gerontologie und
Geriatrie kompakt

—
Herausgeber der Reihe:
Adelheid Kuhlmey und Wolfgang von Renteln-Kruse

Band 6

Sandra Dick, Andreas Häusler,
Kerstin Krause-Köhler, Johanna Nordheim,
Michael A. Rapp

Demenzielle Erkrankungen im Alter

DE GRUYTER

Herausgeber des Bandes
Prof. Dr. Dr. Michael A. Rapp
Sozial- und Präventivmedizin
Universität Potsdam
Am Neuen Palais 10, 14469 Potsdam
michael.rapp@uni-potsdam.de

Das Buch enthält 18 Abbildungen und 3 Tabellen.

ISBN 978-3-11-044174-1
e-ISBN (PDF) 978-3-11-043481-1
e-ISBN (EPUB) 978-3-11-042936-7

Library of Congress Cataloging-in-Publication data
A CIP catalog record for this book has been applied for at the Library of Congress.

Bibliografische Information der Deutschen Nationalbibliothek
Die Deutsche Nationalbibliothek verzeichnet diese Publikation in der Deutschen National-bibliografie; detaillierte bibliografische Daten sind im Internet über http://dnb.d-nb.de abrufbar.

Der Verlag hat für die Wiedergabe aller in diesem Buch enthaltenen Informationen (Programme, Verfahren, Mengen, Dosierungen, Applikationen etc.) mit Autoren bzw. Herausgebern große Mühe darauf verwandt, diese Angaben genau entsprechend dem Wissensstand bei Fertigstellung des Werkes abzudrucken. Trotz sorgfältiger Manuskriptherstellung und Korrektur des Satzes können Fehler nicht ganz ausgeschlossen werden. Autoren bzw. Herausgeber und Verlag übernehmen infolgedessen keine Verantwortung und keine daraus folgende oder sonstige Haftung, die auf irgendeine Art aus der Benutzung der in dem Werk enthaltenen Informationen oder Teilen davon entsteht.

Die Wiedergabe der Gebrauchsnamen, Handelsnamen, Warenbezeichnungen und dergleichen in diesem Buch berechtigt nicht zu der Annahme, dass solche Namen ohne weiteres von jedermann benutzt werden dürfen. Vielmehr handelt es sich häufig um gesetzlich geschützte, eingetragene Warenzeichen, auch wenn sie nicht eigens als solche gekennzeichnet sind.

© 2017 Walter de Gruyter GmbH, Berlin/Boston
Druck und Bindung: CPI books GmbH, Leck
Einbandabbildung: Huntstock/Thinkstock
∞ Gedruckt auf säurefreiem Papier
Printed in Germany
www.degruyter.com

Autorenverzeichnis

Dr. rer. nat. Dipl.-Psych. Sandra Dick
Gerontopsychiatrisches Zentrum
Psychiatrische Universitätsklinik
der Charité im St. Hedwig-Krankenhaus
Große Hamburger Straße 5–11,
10115 Berlin
s.dick@alexianer.de

Dipl.-Psych. Andreas Häusler
Sozial- und Präventivmedizin
Universität Potsdam
Am Neuen Palais 10, 14469 Potsdam
andreas.haeusler@uni-potsdam.de

Dipl.-Soz. Päd. Kerstin Krause-Köhler
Gerontopsychiatrisches Zentrum
Psychiatrische Universitätsklinik
der Charité im St. Hedwig-Krankenhaus
Große Hamburger Straße 5 – 11,
10115 Berlin
k.krause-koehler@alexianer.de

Dr. rer. medic. Johanna Nordheim
Institut für Medizinische Soziologie und
Rehabilitationswissenschaft
Charité Universitätsmedizin Berlin
Luisenstraße 13, 10117 Berlin
johanna.nordheim@charite.de

Prof. Dr. Dr. Michael A. Rapp
Sozial- und Präventivmedizin
Universität Potsdam
Am Neuen Palais 10, 14469 Potsdam
michael.rapp@uni-potsdam.de

Autorenverzeichnis

Dr. rer. nat. Dipl.-Psych. Sandra Dick
Gerontopsychiatrisches Zentrum
Psychiatrische Universitätsklinik
der Charité im St. Hedwig-Krankenhaus
Große Hamburger Straße 5–11,
10115 Berlin
s.dick@alexianer.de

Dipl.-Psych. Andreas Häusler
Sozial- und Präventivmedizin
Universität Potsdam
Am Neuen Palais 10, 14469 Potsdam
andreas.haeusler@uni-potsdam.de

Dipl.-Soz. Päd. Kerstin Krause-Köhler
Gerontopsychiatrisches Zentrum
Psychiatrische Universitätsklinik
der Charité im St. Hedwig-Krankenhaus
Große Hamburger Straße 5 – 11,
10115 Berlin
k.krause-koehler@alexianer.de

Dr. rer. medic. Johanna Nordheim
Institut für Medizinische Soziologie und
Rehabilitationswissenschaft
Charité Universitätsmedizin Berlin
Luisenstraße 13, 10117 Berlin
johanna.nordheim@charite.de

Prof. Dr. Dr. Michael A. Rapp
Sozial- und Präventivmedizin
Universität Potsdam
Am Neuen Palais 10, 14469 Potsdam
michael.rapp@uni-potsdam.de

Vorwort

Das Wissen über das Alter, das Altern und die damit einhergehenden Veränderungen, z. B. des Körpers, der Funktionsweisen seiner Organsysteme und der geistigen, seelischen und sozialen Fähigkeiten alt gewordener Menschen nimmt erfreulicherweise permanent zu[1]. Hier den Überblick zu behalten, ist aufgrund der wachsenden Zahl beteiligter Wissenschaften nicht einfach. Zudem vergeht i.d.R. erhebliche Zeit, bis Wissen mit Anwendungsbezug verfügbar ist und tatsächlich im Alltag seinen Niederschlag findet. Dies gilt auch für Inhalte mit Bezug zur Versorgungspraxis.

Unter anderem aus diesem Grund werden in der Buchreihe **„Praxiswissen Gerontologie und Geriatrie kompakt"** Themen und aktuelle Wissensbestände dargelegt, die für die alltägliche Praxis professioneller Arbeit für und mit alten Menschen hohe Bedeutung haben. Die Reihe richtet sich an alle Berufsgruppen, die in gesundheitsrelevanten Versorgungsbereichen mit älteren und alten Menschen tätig sind. Der vorliegende Band kann aber auch interessierten (pflegenden) Angehörigen Hilfestellung im Umgang mit einer demenziellen Erkrankung geben.

In Deutschland verfügen relativ wenige der ca. 2,7 Mio. Mitarbeiterinnen und Mitarbeiter der Gesundheitsberufe über spezielle gerontologisch und/oder geriatrische Aus- oder Weiterbildungen[2]. Aber die Mehrzahl von ihnen steht vor der Herausforderung, immer mehr alte und hochbetagte Patientinnen und Patienten zu versorgen. Mit der Zunahme dieser Altersgruppen steigt auch die Prävalenz demenzieller Erkrankungen immer weiter an. Gegenwärtig leben in Deutschland 1,4 Millionen Demenzkranke. Schätzungen gehen davon aus, dass es bis zum Jahr 2030 etwa drei Millionen Betroffene sein können[3]. Derzeit werden zwei Drittel der Erkrankten ambulant von ihren Angehörigen betreut. Obwohl vielfältige Diagnostik-, Behandlungs- und Unterstützungsmöglichkeiten heute zur Verfügung stehen, wird immer wieder eine mangelhafte Versorgungssituation von Menschen mit Demenz konstatiert[4].

In dieser Buchreihe werden Ergebnisse aus der Versorgungs- und Public-Health-Forschung, aus der Klinischen Forschung sowie aus der Grundlagenforschung für die praktische Umsetzung von ausgewiesenen Fachvertretern aufbereitet. Bereits erschienen sind Bände zu folgenden Themen: „Arzneimittel im Alter", „Schmerz im Alter", „Ernährung im Alter" sowie „Pflegebedürftigkeit im Alter". Der vorliegende Band zum Thema „Demenzielle Erkrankungen im Alter" vermittelt Informationen und

---

1 Gruss P. Herausgeber. Die Zukunft des Alterns. Die Antwort der Wissenschaft – Ein Report der Max-Planck-Gesellschaft. München: C.H. Beck 2007
2 Statistisches Bundesamt. Beschäftigte im Gesundheitswesen 2010;46 www.gbe-bund.de Letzter Zugriff: 17.03.2016
3 Doblhammer G, Fink A, Fritze T. Short-term trends in dementia prevalence in Germany between the years 2007 and 2009. Alzheimer's & Dementia 2015;11(3): 291–299.
4 Radisch J, Baumgardt J, Touil E, Moock J, Kawohl W, Rössler W. Demenz. Reihe Behandlungspfade für die ambulante Integrierte Versorgung von psychisch erkrankten Menschen. Rössler W, Moock J. Herausgeber. Stuttgart: Kohlhammer 2015

Handlungsmöglichkeiten für Pflegende, Ärzte, Psychologen und andere therapeutische Berufe, die an der Versorgung älterer, demenzkranker Menschen mitwirken, sowie für pflegende Angehörige. Bekannt ist, dass Menschen, die von einer Demenz betroffen sind (und häufig auch ihre Angehörigen), unter vielfältigen psycho-sozialen Belastungen leiden und in ihrer Lebensqualität erheblich eingeschränkt sind.

Leserinnen und Leser des Bandes finden Abhandlungen zum Krankheitsbild Demenz und seiner Versorgungsmöglichkeiten aus den jeweils spezifischen fachlichen Perspektiven der Autoren – d.h. aus psychiatrischer, pflegerischer, psychologischer sowie sozial- und psychotherapeutischer Sicht. Der vorliegende Band bietet den Lesern einen hochaktuellen Überblick zum Thema Versorgung demenzieller Erkrankungen, in dem z.B. Bezug auf neueste Diagnostik- und Behandlungsleitlinien genommen wird.

Als Herausgeber bedanken wir uns bei den Autoren des Buches, dass sie sich dieser Disziplinen übergreifenden Aufgabe stellten. Dem Verlag Walter De Gruyter sind wir weiterhin sehr dankbar, dass er unsere Ideen zu dieser interdisziplinären Reihe aufgriff und umsetzt.

Adelheid Kuhlmey und Wolfgang von Renteln-Kruse

Inhaltsübersicht

Autorenverzeichnis — V

Vorwort — VII

Verzeichnis der Abkürzungen — I

1	**Einleitung** — 1	
2	**Demenzielle Erkrankungen: Grundlagen** — 2	
2.1	Primäre Demenzen — 2	
2.1.1	Alzheimer-Demenz — 2	
	Ursachen und Risikofaktoren — 2	
	Klinik der Alzheimer-Demenz — 4	
2.1.2	Lewy-Körper-Demenz — 6	
	Ursachen — 6	
	Klinik der Lewy-Körper-Demenz — 6	
2.1.3	Frontotemporale Demenzen — 7	
	Ursachen — 7	
	Pick-Krankheit — 7	
	Primär progressive Aphasie und Semantische Demenz — 7	
2.1.4	Vaskuläre Demenzen — 8	
	Ursachen — 8	
	Klinik der vaskulären Demenz — 9	
2.2	Sekundäre Demenzen — 9	
2.2.1	Sekundäre Demenzen durch Medikamente und Toxine — 10	
2.2.2	Depressive Pseudodemenz — 11	
2.2.3	Metabolische Ursachen — 11	
2.2.4	Andere sekundäre Demenzursachen — 12	
	Infektiöse Ursachen — 12	
	Normaldruckhydrozephalus — 13	
	Tumoren des höheren Lebensalters — 13	
3	**Die Versorgungslandschaft demenziell Erkrankter** — 14	
3.1	Überblick — 14	
3.2	Die Bausteine des Gesundheitssystems für demenziell Erkrankte — 20	
3.2.1	Diagnostik und Behandlung — 21	
	Rehabilitation und Hilfsmittel — 22	
3.2.2	Hilfsmittel und Wohnraumanpassung — 24	
3.2.3	Therapien — 24	
	Versorgungslage Psychotherapie — 25	
3.2.4	Beratung — 27	

3.2.5	Gemeinwesen und Serviceleistungen —— 29	
3.2.6	Ambulante Krankenpflege —— 29	
3.2.7	Ambulante psychiatrische Pflege —— 29	
3.2.8	Pflegeversicherung (Tagespflege, Kurzzeitpflege, Verhinderungspflege, vollstationäre Pflege, Wohngemeinschaften, niedrigschwellige Angebote) —— 30	

4 Diagnostik —— 33

4.1	Somatische Diagnostik —— 33
4.1.1	Grundlagen der diagnostischen Abklärung —— 33
4.1.2	Konkrete somatische Diagnostik —— 34
4.2	Neuropsychologische Diagnostik —— 36
4.2.1	Einführung —— 36
4.2.2	Was ist eigentlich ein kognitives Defizit? —— 37
4.2.3	Indikation – Warum überhaupt neuropsychologisch testen? —— 38
4.2.4	Das neuropsychologische Untersuchungssetting – Rahmenbedingungen, Inhalte, Qualifikation und der neuropsychologische Befund —— 42
4.2.5	Das neuropsychologische Assessment zur Demenzdiagnostik —— 45
	Screeningverfahren zur Erfassung kognitiver Beeinträchtigungen bei demenziellen Syndromen —— 46
	Mini Mental Status Examination (MMSE) —— 46
	Montreal Cognitive Assessment (MoCA) —— 47
	Demenzdetektionstest (DemTect) —— 47
	Uhrentest (Auswertung nach Shulman) —— 47
	Ausführliche neuropsychologische Testverfahren zur Erfassung demenzieller Syndrome —— 48
4.2.6	Bedeutung der neuropsychologischen Untersuchung für Therapie und Beratung —— 49
4.3	Die Diagnosemitteilung und Erstberatung —— 51
4.3.1	Diagnosemitteilung —— 51
	Einige Fakten zur Aufklärungspraxis —— 51
	Die Mitteilung der Diagnose —— 54
4.3.2	Psychosoziale Erstberatung nach Diagnosestellung —— 57

5 Medikamentöse Therapien —— 63

5.1	Medikamentöse Behandlung kognitiver Symptome —— 63
5.1.1	Alzheimer-Demenz —— 63
5.1.2	Andere Demenzen —— 64
5.1	Medikamentöse Behandlung nichtkognitiver Symptome —— 64

6 Nichtmedikamentöse Therapien —— 66

6.1	Verfahren für Patienten —— 67
6.1.1	Kognitive Therapien —— 67

	Kognitive Stimulation —— 67
	Realitätsorientierungstraining (ROT) —— 68
6.1.2	Reminiszenz und Biographiearbeit —— 70
6.1.3	Psychotherapie —— 72
	Lebensrückblicktherapie (LRT) —— 72
	Selbsterhaltungstherapie (SET) —— 73
	Kognitiv-verhaltenstherapeutische ressourcenorientierte Therapie früher Demenzen im Alltag – Das KORDIAL-Programm —— 75
	Verhaltenstherapeutisches Kompetenztraining (VKT) —— 75
	Psychodynamische Verfahren —— 76
6.1.4	Ergotherapie —— 76
6.1.5	Körperliche Aktivität —— 77
6.1.6	Künstlerische Therapien —— 78
	Musiktherapie —— 78
	Weitere künstlerische Therapien —— 79
6.1.7	Sensorische Verfahren —— 80
	Aromatherapie —— 80
	Multisensorische Verfahren —— 80
	Weitere sensorische Verfahren —— 81
6.1.8	Andere Verfahren —— 82
	Tagesstrukturierung —— 82
	Validationstherapie —— 82
6.2	Verfahren mit Schwerpunkt auf dem sozialen Kontext —— 83
6.2.1	Angehörigentraining —— 83
6.2.2	Psychotherapie —— 84
6.2.3	Telefonische Therapie für Angehörige von Menschen mit Demenz (Tele.TAnDem) —— 85
6.2.4	Case Management —— 85
6.2.5	Angehörigengruppen —— 86
6.2.6	Verhaltensmanagement —— 86
6.3	Verfahren für Patient und Angehörige —— 87
6.4	Sonstige Verfahren und Gestaltungsmaßnahmen —— 88
6.4.1	Umgebungsgestaltung —— 88
6.4.2	Simulierte Präsenz —— 90
6.4.3	Milieutherapie —— 91
6.4.4	Technisch unterstützte Therapien —— 91
7	**Glossar** —— 94
8	**Literatur** —— 99
Register —— 115	

Verzeichnis der Abkürzungen

AAL	Ambient Assisted Living (dt. Altersgerechte Assistenzsysteme für ein selbstbestimmtes Leben)
ADAS-COG	Alzheimer's Disease Assessment Scale – cognitive subscale
AOK	Allgemeine Ortskrankenkasse
APP	application software (dt. Anwendungsprogramm)
BDI	Beck-Depressions-Inventar
BfF	Begutachtungsstellen für Fahreignung
cCT	cranium Computertomographie
CERAD	Consortium to Establish a Registry for Alzheimer's Disease
cMRT	cranielle Magnetresonanztomographie
CRP	C-reaktives Protein
DEGAM	Deutsche Gesellschaft für Allgemeinmedizin und Familienmedizin e.V.
Demtect	Screeningverfahren für Demenz-Detektion
DGPPN	Deutsche Gesellschaft für Psychiatrie und Psychotherapie, Psychosomatik und Nervenheilkunde
DYADEM	Forschungsprojekt Förderung der Autonomie durch ein kombiniertes Trainings- und Unterstützungsprogramm für Patient-Angehörigen-Dyaden bei leichter bis mittelschwerer Demenz
EEG	Elektroenzephalogramm
ERGODEM	Forschungsprojekt Effektivität einer optimierten Ergotherapie bei Demenz im häuslichen Setting
et al.	et alii (dt. und andere)
FSME	Frühsommermeningoenzephalitis
FTD	fronto-temporale Demenz
Gamma-GT	γ-Glutamyltransferase
GDS	Geriatrische Depressionsskala
GKV	Gesetzliche Krankenversicherung
GOT	Glutamat-Oxalacetat-Transaminase
GNP	Gesellschaft für Neuropsychologie
GPT	Glutamat-Pyruvat-Transaminase
GPZ	Gerontopsychiatrisches Zentrum
HeilM-RL	Heilmittelrichtlinien
HIV	Humanes Immundefizienz-Virus
H.M.	Henry Molaison
ICD	International Statistical Classification of Diseases and Related Health Problems (dt. Internationale statistische Klassifikation der Krankheiten und verwandter Gesundheitsprobleme)
IfD	Institut für Demoskopie Allensbach – Gesellschaft zum Studium der öffentlichen Meinung mbH
iOS	i-Operating System (Betriebssystem von Apple)
KDA	Kuratorium Deutsche Altershilfe
KORDIAL	Forschungsprojekt Kognitiv-verhaltenstherapeutische ressourcenorientierte Therapie früher Demenzen im Alltag
LRT	Lebensrückblicktherapie
MDK	Medizinischer Dienst der Krankenkassen
mg	Milligramm
MMST	Mini-Mental-Status-Test

MOCA	Montreal Cognitive Assessment
MPU	Medizinisch-Psychologische Untersuchung (Begutachtung der Fahreignung)
NAI	Nürnberger Altersinventar
NIC	Nursing Interventions Classification
PfiFf	Pflege in Familien fördern
PflegeVG	Pflege-Versicherungsgesetz
PSIS	Psychotherapie der Depression im Seniorenheim
ROT	Realitätsorientierungstraining
SET	Selbsterhaltungstherapie
SGB	Sozialgesetzbuch
SIDAM	Strukturiertes Interview für die Diagnose einer Demenz vom Alzheimer-Typ, der Multiinfarkt- (oder vaskulären) Demenz und Demenzen anderer Ätiologie nach DSM-III-R, DSM-IV und ICD-10
Tele.TAnDem	Forschungsprojekt Telefonische Therapie für Menschen mit für Angehörige von Menschen mit Demenz
TPHA	Treponema-Pallidum-Hämagglutinations-Assay
TSH	Thyreotropin bzw. Thyreoidea-stimulierendes Hormon
VKT	Verhaltenstherapeutisches Kompetenztraining
ZNS	Zentrales Nervensystem
ZQP	Zentrum für Qualität in der Pflege

1 Einleitung

Schon wieder ein Buch über Demenzen? Das dachten auch wir zunächst und machten uns daher darüber Gedanken, ob und wenn ja wie wir einen sinnvollen Beitrag zur Ergänzung der aktuellen Publikationslandschaft zum Thema „Demenzen" leisten könnten.

Eine Stärke des Autorenteams, da waren wir uns einig, liegt in unser multidisziplinären Ausrichtung. Neben der im Vorwort bereits beschriebenen vielfältigen und fundierten fachlichen Perspektive blicken wir auf einen langjährigen gemeinschaftlichen Erfahrungsaustausch zurück, der es uns erlaubt klinische und wissenschaftliche Standards auch kritisch zu hinterfragen, auf Versorgungslücken aufmerksam zu machen und Empfehlungen für die dringend notwendige Weiterentwicklung in diversen Versorgungsbereichen demenzieller Erkrankungen im Alter abzuleiten.

Die enge berufliche Kooperation der Autoren fand und findet unter anderem im Rahmen der klinischen Tätigkeiten im Gerontopsychiatrischen Zentrum des Psychiatrischen Universitätsklinik der Charité im St. Hedwig Krankenhauses statt, wo wir als multidisziplinäres Team Demenzpatienten und ihre Angehörigen unter anderem in der Gedächtnissprechstunde, aber auch im teil- und vollstationären gerontopsychiatrischen Setting begegnen. Gleichzeitig sind viele der Mitarbeiter wissenschaftlich in der Sozial- und Präventivmedizin an der Universität Potsdam tätig, wo wir wissenschaftliche Projekte wie das Forschungsprojekt „Dyadem" – ein Trainings- und Unterstützungsprogramm für Menschen mit Demenz und ihre Partner weiterentwickeln und evaluieren.

Wir begegneten den Betroffenen und ihren Angehörigen zwar im beruflichen Kontext, die stattgefundenen Kontakte berührten uns aber zumeist auch persönlich und führten zu Fragen wie „was es wirklich braucht, wenn ein Mensch an einer Demenz erkrankt", „was würden wir uns wünschen, wenn wir betroffen wären?" und „wie können wir im Rahmen der aktuellen Versorgungsgegebenheiten das Beste für die Betroffenen bereit stellen?". Im Verlauf der letzten Jahre waren einige von uns darüber hinaus auch im privaten Bereich mit demenziellen Erkrankungen konfrontiert, was zwangsläufig einen Wechsel in die Betroffenenperspektive bedeutete. Der Gewinn aus dieser Erfahrung lag aus beruflicher Sicht in einem erhöhten Einfühlungsvermögen für andere Betroffene, aber auch Verstärkung der Blicks auf die tatsächliche Lebensrealität Demenzerkrankter und ihrer Angehöriger in der deutschen Versorgungslandschaft.

Wir hoffen, dass es uns gelungen ist, diese Erfahrungskomponenten neben der Darstellung aktueller Diagnose- und Behandlungsstandards darzustellen. Wir sind dankbar im vorliegenden Band Raum für aus unserer Sicht hochrelevante Themen wie neue Leitlinienansätze in der Diagnostik von Demenzen, aber auch kritische Betrachtungen der Versorgungslandschaft, problematische Bereiche wie die diagnostische Aufklärung über demenzielle Erkrankungen sowie eine umfassende kritische Überprüfung aktueller nicht-medikamentöser Behandlungsansätze in der Therapie von demenziellen Erkrankungen erhalten zu haben.

2 Demenzielle Erkrankungen: Grundlagen

Als Demenz bezeichnet man eine im Alter neu aufgetretene, fortschreitende Störung des Gedächtnisses und zusätzlich eine deutliche Abnahme mindestens einer anderen kognitiven Funktion, die in einem Umfang vorliegen muss, dass Verrichtungen des täglichen Lebens nachhaltig gestört werden. Die Symptome müssen mindestens über einen Zeitraum von sechs Monaten vorliegen. Im Folgenden werden die vielfältigen Ursachen und Typen von Demenzen, die einerseits direkt das Gehirn betreffen (primäre Demenzen), andererseits durch eine andersartige Gehirn- oder allgemeine körperliche Erkrankung verursacht werden (sekundäre Demenzen) kurz dargestellt. Die häufigsten Demenzformen sind dabei die Alzheimer-Demenz und die vaskuläre Demenz sowie ihre Mischformen (vgl. Abb. 1).

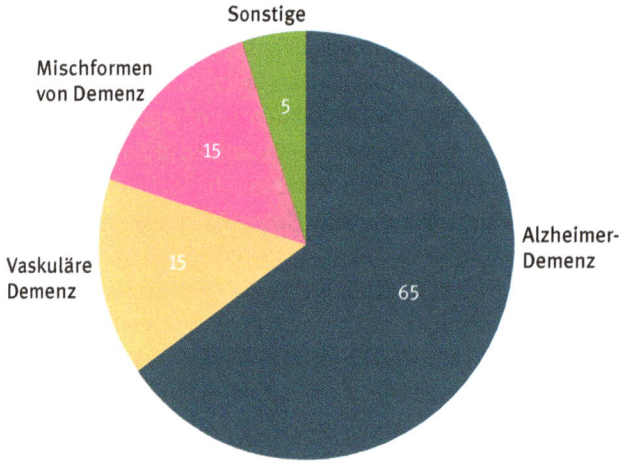

Abb. 1: Häufigkeitsverteilung der Demenzerkrankungen (Quelle: http://winfwiki.wi-fom.de/index.php/Bild:Demenzarten.PNG).

2.1 Primäre Demenzen

2.1.1 Alzheimer-Demenz

Ursachen und Risikofaktoren

Die Alzheimer-Demenz wurde zu Beginn des vorigen Jahrhunderts zum ersten Mal beschrieben. Alois Alzheimer berichtete bereits 1907 über das massive Auftreten neuritischer Plaques (vgl. Abb. 3) und neurofibrillärer Bündel im Gehirn einer Patientin mit Demenz [1]. Neuritische oder Amyloid-Plaques entsprechen Ablagerungen des Beta-Amyloids, eines Membranproteins der Nervenzellen, die außerhalb der Zellen verklumpen und Zellverluste nach sich ziehen [2]. Neurofibrilläre Bündel stellen aggregierte Varianten des Tau-Proteins dar, eines Transportproteins in Nervenzellen, die den Stoffwechsel von Nervenzellen stören und so ebenfalls zum Zelluntergang führen [3]. Zu den charakteristischen Veränderungen des Gehirns zählt also ein Untergang von Nervenzellen, zunächst im Hippocampus, dem für das Neugedächtnis zuständigen Gehirnareal, von wo aus sich die Veränderungen über das gesamte Gehirn ausbreiten [4]. Diese Zellverluste führen zu einem fortschreitenden Verlust von Gehirnsubstanz, der sich bereits in frühen Stadien als Hippokampusatrophie in bildgebenden Untersuchungen zeigen kann. Auf Neurotransmitterebene kommt es zu einer Reduktion nikotinischer Acetylcholinrezeptoren [5]. In den letzten Jahren sind eine Reihe von genetischen Risikofaktoren sowie zellularpathologische und immunologische Mechanismen beschrieben worden, die für mögliche therapeutische Ansätze Bedeutung haben [6].

Neben dem Alter als stärkstem Risikofaktor für das Auftreten einer Alzheimer-Demenz [7] sind eine niedrige schulische Bildung, geringe geistige und körperliche Aktivität im mittleren und späteren Lebensalter, frühere Schädel-Hirn-Traumata sowie Depression als weitere Risikofaktoren erkannt worden. Vaskuläre Risikofaktoren wie Bluthochdruck, Diabetes, koronare Herzerkrankung, Rauchen und Übergewicht führen ebenfalls häufiger zum Auftreten einer Alzheimer-Demenz (siehe Abb. 2).

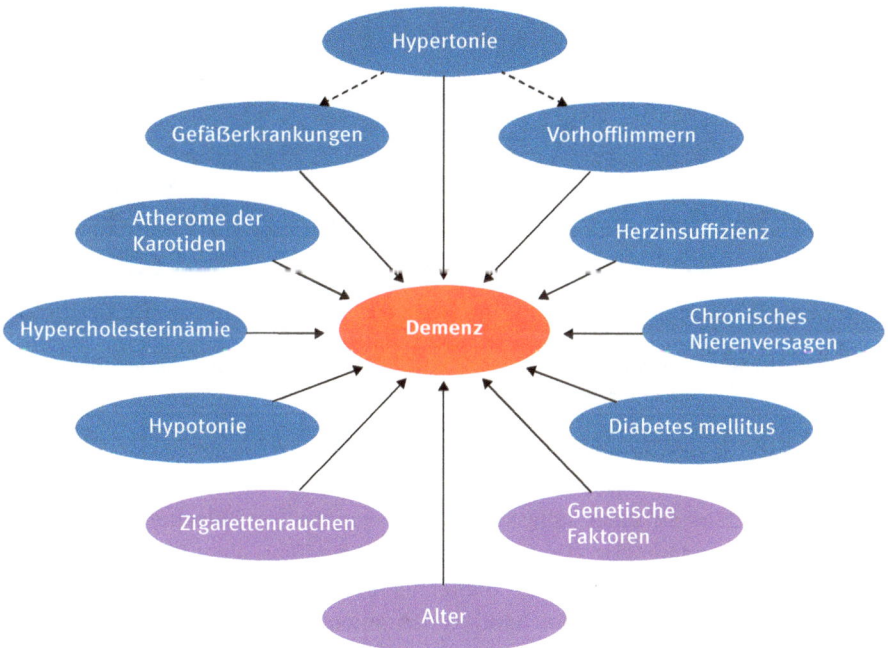

Abb. 2: Risikofaktoren für das Auftreten einer Demenzerkrankung (Quelle: https://static-content.springer.com/image/art%3A10.1007%2Fs15006-014-3817-9/MediaObjects/15006_2014_3817_Fig2_HTML.jpg).

Dabei ist unklar, ob diese Risikofaktoren die Alzheimer-Demenz direkt verursachen oder ob sie z. B. gefäßbedingte Veränderungen mit sich bringen, die die Reservekapazität des Gehirns reduzieren und so den klinischen Beginn der Alzheimer-Demenz beschleunigen. Ebenso wurde über die Depression als Risikofaktor diskutiert, inwieweit pathophysiologische Veränderungen durch affektive Störungen den Beginn und Verlauf der Alzheimer-Demenz beeinflussen [8].

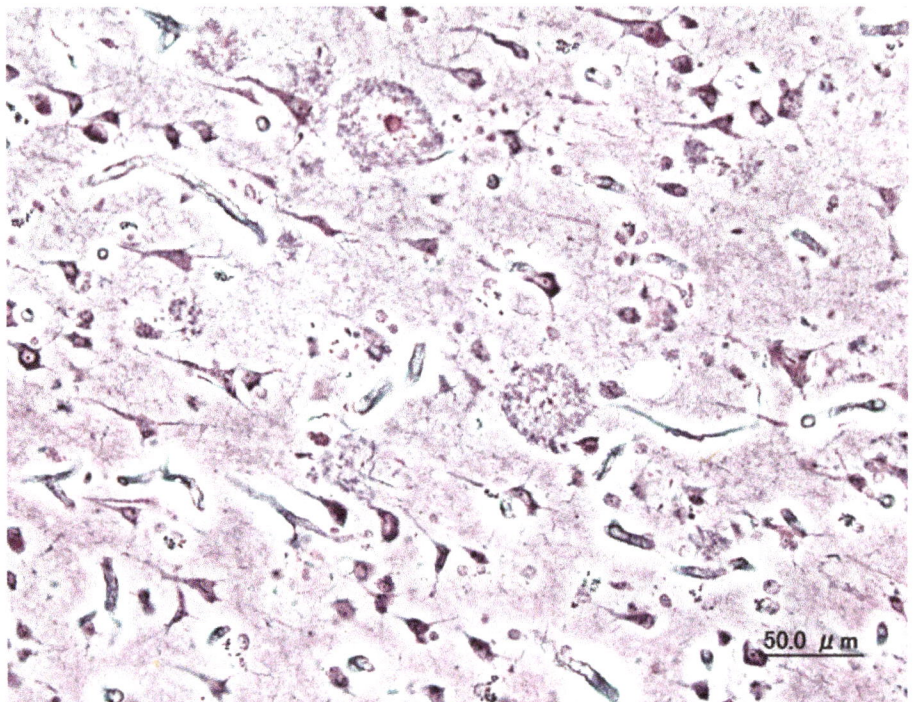

Abb. 3: Neuritische oder Amyloid-Plaques bei der Alzheimer-Demenz im histologischen Zellbild (Quelle: https://de.wikipedia.org/wiki/Datei:Alzheimer_dementia_(3)_presenile_onset.jpg).

Klinik der Alzheimer-Demenz

Klinisch kommt es zu einer langsam fortschreitenden Verschlechterung des Gedächtnisses und anderer kognitiver Funktionen mit der Folge einer Störung zunächst des Neugedächtnisses, einer Anomie (Benennensstörung), Aphasie (Sprachstörung), Apraxie (Handlungsstörung) oder Agnosie (Erkennensstörung), die jeweils eine Beeinträchtigung alltagspraktischer Fähigkeiten nach sich ziehen. In Deutschland leiden nach konservativen Schätzungen derzeit etwa 1,5 Millionen Patienten an einer Alzheimer-Demenz. Die Prävalenz steigt vom 40. zum 95. Lebensjahr steil an, wobei sie in der Gruppe der 60- bis 64-Jährigen 0,3 – 1,0 %, in der Gruppe der über 95-Jährigen 42,0 – 68,0 % ausmacht. Demographisch ist jedoch gerade bei den Hochaltrigen mit einer raschen Zunahme des Anteils an der Gesamtbevölkerung zu rechnen, sodass bis zum Jahr 2030 von bis zu drei Millionen Alzheimerkranken auszugehen ist [3].

Die spezifischen neurodegenerativen Veränderungen der Alzheimer-Demenz treten wahrscheinlich bereits 20–30 Jahre vor Diagnose der Erkrankung auf [9]. Eine leichte Abnahme der Lernfähigkeit und andere kognitive Beeinträchtigungen (etwa Störungen des Benennens und der Orientierung in fremder Umgebung) treten etwa 5–7 Jahre vor der Diagnose einer Alzheimer-Demenz im Rahmen einer leichten kognitiven Störung auf [10]. Die alltagspraktischen Fertigkeiten sind hingegen noch nicht deutlich beeinträchtigt.

Das Stadium der leichten Demenz, das in der Regel 2–3 Jahre andauert, ist gekennzeichnet durch eine deutliche Gedächtnisstörung, Schwierigkeiten in Handlungsabläufen, die sich in Störungen in den Alltagsaktivitäten manifestieren, und durch eine räumlich-visuelle Gedächtnisstörung. Wortfindungsstörungen und eine Verminderung des Wortschatzes treten ebenso auf wie Störungen des räumlichen Sehens. Im Gehirn unterliegt diesem klinischen Bild eine massive Vermehrung neurofibrillärer Plaques im transentorhinalen Kortex, einem Teil des Hippokampus.

Das Stadium der mittelschweren Demenz zeigt sich als beschleunigter Verlust an kognitiven Funktionen und umfasst in der Regel 3–5 Jahre. Besonders Sprachverständnisstörungen, Störungen einfacherer Handlungsabläufe und Rechenstörungen prägen zusätzlich das klinische Bild. Weiterhin kann es zu ersten Veränderungen der Persönlichkeit und des Verhaltens kommen [11]. Die Verhaltensstörungen, die sich in erster Linie in Störungen der Aktivität, des Essverhaltens, des Tag-Nacht-Rhythmus, und der Aggressionskontrolle zeigen, stellen für Pflegende eine große Belastung dar. Die Störungen der Aktivität können dabei sowohl Ruhelosigkeit (z. B. dauerndes Umherlaufen) als auch völlige Teilnahmslosigkeit beinhalten. Auch das wiederholte, scheinbar sinnleere Ausführen von Bewegungsmustern, etwa das Umherräumen von Gegenständen oder ununterbrochene Wischbewegungen, kann auftreten. Verminderte Nahrungsaufnahme ist die häufigste Form der Essstörung bei Alzheimer-Demenz. Die charakteristische Störung des Tag-Nacht-Rhythmus ist eine Verschiebung des Schlafverhaltens hin zu vielen kurzen Schlafphasen am Tage und einem verkürzten und unruhigen Nachtschlaf [12]. Eine verminderte Aggressionskontrolle ist ein häufiges Phänomen bei Patienten mit einer Alzheimer-Demenz und scheint sich betont bei der Durchführung der Körperpflege durch andere zu manifestieren [13]. Zunehmend können auch Verfolgungswahn (die Prävalenz von Wahnsymptomen im Verlauf einer Demenz wird auf etwa 16% geschätzt) und Wahrnehmungsstörungen auftreten [14]. Oftmals sind die Wahrnehmungsstörungen aber Fehlidentifikationen bzw. Fehlinterpretationen aufgrund von falschen oder nicht aktualisierten kognitiven Repräsentationen. Als Beispiel seien sogenannte TV-Halluzinationen genannt, bei der Personen im Fernsehen als Eindringlinge im eigenen Haus wahrgenommen werden, sowie sogenannte Spiegel-Halluzinationen, bei denen das eigene Spiegelbild als Eindringling fehlinterpretiert wird. Am häufigsten ist jedoch das depressive Syndrom, das bei etwa zwei Drittel aller Erkrankten auftritt.

Das letzte Stadium der schweren Demenz führt häufig zu ausgeprägten motorischen Störungen, oft mit Teilnahmslosigkeit und Inkontinenz. Die Patienten werden häufig bettlägerig, nicht selten entwickelt sich zusätzlich eine Schluckstörung. Mitunter kommt es zu epileptischen Anfällen, die sowohl komplex-fokal als auch generalisiert auftreten, ohne jedoch im EEG entsprechende Korrelate erhöhter Anfallsbereitschaft aufweisen zu müssen. Trotz adäquater Nahrungsaufnahme kann es aufgrund von motorischer Unruhe zu einer rapiden Gewichtsabnahme kommen. Im Endstadium sind auch zentralvegetative Symptome nicht selten, die als vegetatives Schwitzen imponieren können. Im Mittel versterben Patienten mit Alzheimer-Demenz in einem Zeitraum von 10–12 Jahren nach Diagnosestellung [15].

2.1.2 Lewy-Körper-Demenz

Ursachen
Bei der Demenz bei Lewy-Körper Krankheit finden sich diffus im Gehirn sogenannte Lewy-Körper, die als Zeichen des Morbus Parkinson im Hirnstamm und Basalganglien beschrieben wurden. Lewy-Körper stellen rundliche Einschlusskörperchen in den Nervenzellen dar, die sich mit Ubiquitin-Antikörpern nachweisen lassen. Während sie beim Mb. Parkinson in hoher Zahl im Hirnstamm und den Stammganglien gefunden werden, scheinen sie bei der Lewy-Körper-Demenz weniger häufig aber weiter verbreitet, insbesondere auch im Stirnhirn aufzutreten. Das Vorliegen dieser Einschlusskörper geht mit einer typischen Klinik einher, die von einigen Autoren als Schnittsyndrom zwischen Demenz vom Alzheimer-Typ und dem Mb. Parkinson beschrieben wurde. Die Schätzungen des Anteils der Demenz bei Lewy-Körper Krankheit an allen demenziellen Erkrankungen schwanken zwischen 15 und 36% [16]. Damit ist die Lewy-Körper Krankheit die zweithäufigste neurodegenerative Demenz. Ihre Ursachen sind unbekannt.

Klinik der Lewy-Körper-Demenz
Neben den typischen Zeichen einer Demenz, also Störungen des Gedächtnisses, der Handlungsplanung, des Rechnens und der Sprache, steht besonders zu Beginn der Demenz bei Lewy-Körper Krankheit ein starkes Schwanken der kognitiven Defizite im Vordergrund: so kann es innerhalb eines Tages, innerhalb von Wochen, oder auch innerhalb von Monaten solch erhebliche Unterschiede geben, dass die Angehörigen von schweren Defiziten und Phasen völliger Gesundung berichten. Dazu kommen häufig optische Halluzinationen, die mit wechselnden Störungen der Aufmerksamkeit und des Antriebs einhergehen und bisweilen Verwirrtheitszuständen ähneln können. Neben dieser auffälligen Fluktuation zeigen sich Symptome der Beteiligung motorischer Systeme, die in erster Linie als unterschwellige Parkinsonsymptomatik auftreten. Klinisch bedeutsam ist bei Patienten, die an einer Lewy-Köper-Demenz leiden, eine fast klassische Überempfindlichkeit auf Neuroleptika, die auch bei atypischen

Neuroleptika auftritt [17]. So kann auch die Einmalgabe von Neuroleptika zu langanhaltenden und deutlichen Bewegungseinschränkungen führen. Der Verlauf der Erkrankung ist insgesamt rascher als bei der Demenz vom Alzheimer-Typ und liegt im Mittel bei etwa 4–6 Jahren.

2.1.3 Frontotemporale Demenzen

Ursachen
Unter dem Begriff der Frontotemporalen Demenzen werden diejenigen Demenzen zusammengefasst, die primär eine Degeneration des Stirn- und Schläfenlappens betreffen. Klinisch liegen neben Störungen von Verhaltensmustern und Persönlichkeitsveränderungen insbesondere auch Störungen des Sprachverständnisses und des Sprechens vor. Die frontotemporalen Demenzen treten bereits im Alter von 45–65 Jahren gehäuft auf. Epidemiologische Untersuchungen gehen davon aus, dass die frontotemporalen Demenzen 10–20 % aller Fälle von Demenzen vor dem 70. Lebensjahr ausmachen.

Pick-Krankheit
Bei der Pick-Krankheit handelt es sich um eine schnell fortschreitende Neurodegeneration des Stirnlappens. Pathologisches Kennzeichen ist das Vorliegen von sogenannten Pick-Zellen. Die Pick-Krankheit ist deutlich seltener als die Demenz vom Alzheimer-Typ, wobei die Prävalenzangaben regional stark schwanken (2–20 %; vgl. Gustafson, 1987 [18]). Die Prävalenz ist besonders hoch zwischen dem 50. und 60. Lebensjahr, obgleich Fälle mit Beginn in der dritten Lebensdekade bekannt sind. Frauen scheinen häufiger betroffen zu sein als Männer. Die Ursache der Erkrankung ist unbekannt. Spezifisch für die Pick-Krankheit ist der klinische Beginn mit Veränderungen in der Persönlichkeit und im sozialen Verhalten, die sich oft in triebhaftem Verhalten, mangelnder Affektkontrolle, und bisweilen Tendenzen zu dissozialem Verhalten mit Delinquenz oder dem Ausbilden einer Suchterkrankung manifestieren. Eine Neigung zu unpassenden Scherzen, auch als Witzelsucht bezeichnet, ist beschrieben worden. Mit fortschreitender Erkrankung kommt es zu Störungen des Denkvermögens und des Gedächtnisses, wobei dies häufig von einer gehobenen Stimmung begleitet wird. Die Sprache wird oft stereotyp, mit Wiederholungen und sinnentleertem Nachsprechen.

Primär progressive Aphasie und Semantische Demenz
Bei diesen Formen der frontotemporalen Demenzen kommt es primär zu Veränderungen der Sprachverständnisses und der Sprechfähigkeit [19].

Bei der primär progressiven Aphasie sind Sprachstörungen oft die ersten und lange die einzigen Symptome. Die Erkrankung beginnt häufig im Alter zwischen 50 und 70 Jahren. Die Aphasie betrifft sowohl die Sprachproduktion (gesprochene und geschrieben Sprache), im Verlauf zunehmend auch das Sprachverständnis. Oft sind Wortfindungsstörungen die ersten Anzeichen, es wird zunehmend weniger und langsamer gesprochen (und geschrieben), und schließlich entstehen Probleme im Satzbau und der Grammatik sowie bei der Aussprache von Wörtern. Die Patienten sprechen zunehmend weniger und auch langsamer, das Sprechen kann mühsam werden und es können Probleme im Satzbau (Grammatik), bei der Auswahl und Aussprache der Wörter auftreten. Charakteristisch sind phonematische Paraphasien, bei denen Worte im Klang verändert wiedergegeben werden (z. B. „Tosch" statt „Tisch"). Logotherapeutische Behandlung ist sinnvoll und kann den Sprachverlust verzögern.

Die semantische Demenz zeichnet sich durch betonte, langsam fortschreitende Verschlechterung des Sprachwissens (Bedeutung von Wörtern, Kategorien) aus. Das Gedächtnis bleibt lange gut erhalten. Im Gegensatz zur primär progredienten Aphasie treten bei der semantischen Demenz sogenannte semantische Paraphasien auf, bei denen Worte zwar korrekt ausgesprochen werden, aber inhaltlich falsch verwendet werden („Ich schreibe mit dem Fisch"). Die Patienten schreiben nach Gehör ohne Wissen um die Worte und machen viele Rechtschreibfehler. Bei Fortschreiten der Erkrankung kommt es zu einer flüssigen, aber inhaltsleeren Sprache. Persönlichkeitsveränderungen oder Verhaltensstörungen können hinzukommen. Die Neurodegeneration betrifft vor allem den linken vorderen Temporallappen, der für die Sprachsemantik bedeutsam ist.

2.1.4 Vaskuläre Demenzen

Ursachen

Die Diagnose einer vaskulären Demenz verlangt gleichzeitig das Vorliegen einer fokalen neurologischen Symptomatik und den Nachweis von vaskulären Läsionen mittels bildgebenden Verfahren. Zentrales klinisches Kriterium ist jedoch der Verlauf, der durch einen plötzlichen Beginn, eine schrittweise Verschlechterung und das Auftreten neurologischer Herdsymptome wie z. B. Lähmungen gekennzeichnet ist. Eine homogene Zuordnung bei der vaskulären Demenz ist häufig schwierig. So ist eine leichte zerebrovaskuläre Erkrankung im Alter sowohl isoliert als auch in Verbindung mit einer Demenz vom Alzheimer-Typ [20] durchaus häufig. Gerade die radiologischen Zeichen einer vaskulären Demenz liegen dabei in hohem Maße auch bei gesunden älteren Menschen vor. Bei der Demenz vom Alzheimer-Typ wird im Zusammenhang mit zerebrovaskulären Erkrankungen auch von der sogenannten gemischten Demenz gesprochen, die auch eine eigenständige Klassifikation ermöglicht. Studien, die engen diagnostischen Kriterien folgen, geben den Anteil der vaskulären Demenz an allen Demenzen mit 20–30 % an [21]. Zu den Risikofaktoren einer vaskulären Demenz

zählen neben dem Alter und dem Geschlecht (Männer häufiger als Frauen) vor allem solche, die als vaskuläre Risikofaktoren bekannt sind. Darüber hinaus sind solche Faktoren von Bedeutung, die das Risiko eines Schlaganfalles erhöhen. Die folgenden wichtigsten Subtypen können unterschieden werden:
- Demenz nach Schlaganfall
- Strategische Schlaganfälle (z. B. bilateraler Thalamusinfarkt)
- Multiple kleine Lakunen (die klinische Bedeutung dieser Veränderungen bleibt aber umstritten).
- Binswanger-Krankheit (Demenz bei hohem Blutdruck mit Verstärkung bei hypertensiven Entgleisungen).

Klinik der vaskulären Demenz
Der Verlauf ist gekennzeichnet von einem plötzlichen Beginn mit einer nachfolgenden schwankenden oder schubweisen Verschlechterung der Symptomatik. Die Persönlichkeit bleibt, im Gegensatz zu den degenerativen Demenzen, oft erhalten, während in Abhängigkeit von der Lokalisation vor allem Veränderungen der Stimmung und des Antriebs früh auftreten können. Zusätzlich zu den genannten Veränderungen ist eine fokalneurologische Symptomatik (Lähmung, Sensibilitätsstörung) bei der vaskulären Demenz häufig. Hinzu kommen schließlich neuropsychologische Syndrome, die je nach Lokalisation und Ausmaß der vaskulären Läsion variieren. Bei ausgedehnten oder strategisch gelegenen Lokalisationen der vaskulären Läsionen sind auch symptomatische Anfallsleiden nicht selten, die ein buntes klinisches Bild aufweisen können.

2.2 Sekundäre Demenzen

Sekundäre Demenzen machen einen geringeren Anteil aller Demenzen aus als primäre Demenzen. Sekundär bedeutet in diesem Zusammenhang, dass es nicht zu einer direkten Erkrankung des Gehirns kommt, sondern dass eine außerhalb des Gehirns lokalisierbare Grunderkrankung oder ein Erreger über einen spezifischen Mechanismus eine demenzielle Entwicklung (mit-)verursacht. Dabei sind die meisten Ursachen dieser sekundären Demenzen behandelbar, und bei vielen führt die erfolgreiche Behandlung der Grunderkrankung auch zu einem Rückgang der demenziellen Symptomatik, in einigen Fällen auch zur vollständigen Heilung. Die Gruppe der sekundären Demenzen wird deshalb auch als Gruppe der reversiblen Demenzen bezeichnet, und aufgrund der erheblichen Konsequenzen für den Verlauf der Erkrankung ist die diagnostische Abklärung sekundärer Demenzen besonders bedeutsam (s. Abschnitt 4.1).

Bei epidemiologischen Untersuchungen ergab sich ein Anteil der reversiblen Demenzen von etwa 10–15% aller Demenzen. In einer Metaanalyse von 11 Studien [22] zeigte sich, dass 11% aller Demenzen reversibel waren, davon etwa zwei Drittel vollständig und ein Drittel zumindest partiell. Die häufigsten reversiblen Ursachen waren Medikamente und Toxine (28.2%), Depression (26.2%) sowie metabolische Ursachen (15.5%).

2.2.1 Sekundäre Demenzen durch Medikamente und Toxine

Von den reversiblen Demenzen werden die meisten Medikamenten zugeschrieben. Hier stehen in erster Linie Benzodiazepine, die bei längerer Anwendung demenzielle Prozesse nach sich ziehen, im Vordergrund.

Sowohl die Langzeitbehandlung mit Benzodiazepinen als auch der Benzodiazepinentzug können langanhaltende Einschränkungen im subjektiven Wohlbefinden, in den Aktivitäten des täglichen Lebens, in der kognitiven Leistungsfähigkeit und im Schlafverhalten nach sich ziehen. Problematisch ist dies insbesondere, da im ambulanten Bereich 5–15% der über 65jährigen Benzodiazepine erhalten.

Daneben kann eine breite Gruppe von Medikamenten und Toxinen (Liste unvollständig) potentiell eine Demenz verursachen:
- Antiepileptika
- Antihypertensiva (z. B. Betablocker)
- Antiarrhythmika (Digitalis)
- Steroide (Prednisolon)
- Benzodiazepine
- Trizyklische Antidepressiva
- Antihistaminika
- Muskelrelaxantien
- Alkohol, Kokain, Heroin
- Blei, Aluminium

Angesichts der Vielzahl von Medikamenten, die kognitive Störungen auslösen und aufrechterhalten können, ist bei der klinischen Diagnose einer Demenz ein umfassendes Medikamentenscreening zwingend erforderlich. Dazu gehört auch, Wechselwirkungen zwischen Medikamenten nachzugehen, die im Zweifelsfall ebenfalls für kognitive Defizite verantwortlich sein können.

Neben Medikamenten spielt auch Alkohol bei der Entwicklung eines demenziellen Syndroms eine Rolle. Neben dem Korsakoff-Syndrom, bei dem eine ausschließliche Störung des Kurzzeitgedächtnisses plötzlich entsteht (organisch amnestisches Syndrom), zeigt eine Reihe von Studien, dass schädlicher Alkoholgebrauch in 21–24% der Fälle einer Demenz für deren Entstehung mitverantwortlich ist. In einer Stichprobe von 120 alkoholkranken Patienten zeigten sich 24 Fälle einer Alkohol-assoziierten Demenz [23]. Eine mögliche Ursache kann hier auch der Mangel an Vitamin B12 und

Folsäure sein. Der entscheidende diagnostische Hinweis ergibt sich oft durch die Anamnese oder Fremdanamnese.

Weitere toxische Ursachen für ein demenzielles Syndrom sind Schwermetalle, insbesondere Blei. Die Berufsanamnese (Maler, Tankwart, Fernfahrer) bietet hier oft wichtige Hinweise. Die Toxizität des Aluminiums in der Genese einer Demenz wurde längere Zeit diskutiert, tritt jedoch kausalpathologisch in den Hintergrund.

2.2.2 Depressive Pseudodemenz

Wenn es bei einer schweren depressiven Erkrankung zu schweren kognitiven Defiziten kommt, spricht man von einer sogenannten depressiven Pseudodemenz. Sie ist eine sehr häufige Ursache einer reversiblen Demenz (bis zu 26,2% der Fälle reversibler Demenzen [24]). Der Beginn der kognitiven Defizite ist bei der depressiven Pseudodemenz oft rascher als bei demenziellen Erkrankungen. Dabei ist zu beachten, dass depressive Symptome im Alter oft anders aussehen und in unterschiedlichem Ausmaß auftreten als im jüngeren Erwachsenenalter. Andererseits können auch bei beginnender Demenz depressive Symptome auftreten, so dass auch der zeitliche Zusammenhang zwischen Beginn der depressiven und kognitiven Symptome für die Diagnostik hilfreich sein kann. Grundsätzlich gilt, dass sich die kognitiven Symptome einer depressiven Pseudodemenz unter einer antidepressiven (medikamentösen und nichtmedikamentösen) Therapie mit den übrigen Symptomen der depressiven Erkrankung bessern und dass neben kognitiven Symptomen auch schwere Symptome einer Depression vorliegen müssen.

2.2.3 Metabolische Ursachen

Metabolische Erkrankungen sind häufig Ursachen einer sekundären Demenz. Die meisten Demenzen durch metabolische Ursachen sind zumindest potentiell reversibel. Zu den häufigsten Ursachen gehören der Mangel an Vitamin B12 oder Folsäure, die Schilddrüsenüber- und -unterfunktion, Störungen im Nierenstoffwechsel, sowie Veränderungen im Salzhaushalt. Zu den häufigsten Veränderungen des Salzhaushaltes, die zu einer Demenz führen können, zählen die Hypernatriämie und die Hyperkalzämie, die wiederum auch durch hormonelle Störungen (Hyperparathyreodismus) verursacht werden können. Schließlich kann auch eine chronische Hypoglykämie, wie etwa beim zu eng eingestellten Diabetes mellitus, zu einer demenziellen Symptomatik führen.

Der Mangel an Vitamin B12 führt neben einer demenziellen Symptomatik zu den klassischen Symptomen einer „perniziösen Anämie". Neben der Anämie zeigen sich polyneuropathische Symptome, eine sensible Ataxie (eventuell mit Paraparese) der Extremitäten sowie Missempfindungen an den Händen und Füßen. Ursache sind Resorptionsstörungen des Vitamins, die durch alkoholbedingte Gastritiden, Erkrankungen des Magen-Darm Traktes, aber auch eine Reihe von Medikamenten hervorgerufen werden oder Teil des Alterungsprozesses sein können. Eine internistische und allgemeinmedizinische Begleitdiagnostik ist so beim Vitamin B12 Mangel immer erforderlich.

Bei der Schilddrüsenunterfunktion zeigen sich neben kognitiven Symptomen eine allgemeine Müdigkeit und Verlangsamung, verzögerte Muskeleigenreflexe, sowie bisweilen eine depressive Symptomatik. Häufig erleben die Patienten subjektiv ein Kältegefühl in wohlbeheizten Räumen. Neben der laborchemischen Untersuchung der Schilddrüsenhormone erfordert die Diagnose eine weitere fachspezifische Untersuchung der Schilddrüsenfunktion, auch um Tumore oder Autoimmunerkrankungen wie die Hashimoto-Thyreoiditis zu identifizieren. Bei frühzeitiger Behandlung ist die Prognose günstig; sind jedoch einmal irreversible Hirnschäden aufgetreten, kann auch eine gezielte Therapie nur den weiteren Verlauf bremsen.

Erkrankungen der Niere können neben akuten und chronischen Delirien (etwa bei Dialysepatienten) aufgrund chronischer Störungen des Salzhaushaltes ebenfalls demenzielle Syndrome verursachen. Pathophysiologisch scheint zumeist eine Schädigung von Gliazellen im Gehirn durch Veränderungen des Salzhaushaltes wahrscheinlich.

Beim Diabetes mellitus führen zwei Mechanismen zur demenziellen Symptomatik: einerseits kommt es bei langjährigem (suboptimal eingestellten) Diabetes zu Schädigungen der Gefäße, die wiederum eine vaskuläre Demenz nach sich ziehen. Andererseits kann die chronische Unterzuckerung bei zu eng eingestelltem Diabetes zu einer irreversiblen Störung von Neuronen führen, die sich über die Zeit hin zu einer Demenz entwickeln kann. Neben den typischen Zeichen einer Unterzuckerung können hier auch Verwirrtheitszustände auftreten.

2.2.4 Andere sekundäre Demenzursachen

Infektiöse Ursachen

Chronische Infektionen des Gehirns können ebenfalls demenzielle Syndrome verursachen. Dazu zählen chronische Infektionen durch den Syphiliserreger, sowie Spätformen der durch Borrelien verursachten Frühsommermeningoenzephalitis (FSME), das HI-Virus, das Herpes-simplex Virus und die sehr seltene Jakob-Creutzfeldt Erkrankung, die in einer Form durch Nahrungsmittel (Fleisch erkrankter Rinder) hervorgerufen werden kann. Aber auch Autoimmunerkrankungen wie die Multiple Sklerose oder die Hashimoto-Thyreoiditis (s. o.) können sekundäre Demenzen verursachen.

Normaldruckhydrozephalus

Beim Normaldruckhydrozephalus kommt es durch eine Resorptionsstörung des Nervenwassers, die sich spontan, nach Blutungen oder Infektionen des ZNS ausbilden kann, zu einer Erhöhung des Nervenwasserdrucks in den Gehirnkammern, die sich erweitern und auf das umliegende Hirngewebe Druck ausüben. Der so entstehende Druck auf das Gehirn führt zu einer klassischen Symptomatik (der sogenannten Hutchinson-Trias). Es kommt zu einem kleinschrittigen, unsicheren Gang und zur Inkontinenz. Die kognitiven Symptome verschlechtern sich rasch, und es kommt zu Störungen der Handlungsabläufe, der Sprache und des Gedächtnisses, die aber im Tagesverlauf stark schwanken können. Im bildgebenden Verfahren zeigen sich erweiterte Ventrikelräume sowie sogenannte Druckkuppen. Sie sind Ausdruck einer Schädigung des Hirngewebes. Die endgültige Diagnose kann mittels einer Druckmessung des Nervenwassers erfolgen. Bestätigt sich die Diagnose, kann im frühen Stadium mit einer operativen Shuntanlage der Druck normalisiert werden, wobei sich in über 50 % der Fälle auch die kognitiven Symptome, sowie in über 70 % der Fälle die Gangstörung und die Inkontinenz bessern. Unbehandelt kommt es zum Bild einer schweren Demenz, die dann auch bei Shuntanlage selten besser wird.

Tumoren des höheren Lebensalters

Auch Tumore können eine Demenz verursachen, wenn sie Areale des Gehirns schädigen, die für kognitive Funktionen von Bedeutung sind. Im höheren Lebensalter sind besonders Gliome und Glioblastome, aber auch Metastasen anderer primärer Tumore häufig. Glioblastome treten bevorzugt nach dem 50. Lebensjahr auf. Sie können lokal infiltrierend wachsen. Besonders häufig ist das Schmetterlingsglioblastom, das, meist frontal gelegen, sehr rasch von der Falx in beide Stirnlappen hineinwächst. Das Glioblastom neigt besonders zu Ödembildung, die wiederum als Schwellung das umliegende Hirngewebe beeinträchtigt. Eine operative Therapie ist möglich, hat aber geringe Erfolgsraten. Metastasen anderer Tumoren führen, ähnlich wie strategische Infarkte, dann zu einer Demenz, wenn sie spezifische Areale betreffen. Metastasen folgen keinem bestimmten Lokalisationsmuster und können praktisch überall im Gehirn auftreten. Häufige Tumoren, die Metastasen im Gehirn nach sich ziehen können, sind Tumoren der Lunge, der Leber, des Magens, der Prostata und des Uterus.

3 Die Versorgungslandschaft demenziell Erkrankter

Dieses Kapitel beginnt mit einer subjektiven Bestandsaufnahme im Hinblick auf das Gesundheits- und Versorgungssystem, mit dem Menschen mit Demenz und ihre Angehörigen konfrontiert sind. Hier liegt der Fokus eher auf den in der Praxis erlebten Bedarfen und Versorgungslücken. Der zweite Teil stellt einige Bausteine des Systems vor.

3.1 Überblick

Die gesellschaftlichen Rahmenbedingungen für Menschen mit Demenz haben sich in den letzten 20 Jahren deutlich verbessert. Durch die Verknüpfung verschiedener wissenschaftlicher Forschungsgebiete und einem breiten gesellschaftlichen und politischen Diskurs vor dem Hintergrund des demografischen Wandels sind neue Anforderungen an ein modernes Gesundheitssystem entstanden. Aus einer Fülle von erfolgreichen Modellprojekten und Studien im Bereich Demenz, u. a. gefördert vom Bundesministerium für Gesundheit [25] [26], konnten einige innovative Konzepte in unserem Regelversorgungssystem etabliert werden. Das Thema „Demenz" ist in der Öffentlichkeit und den Medien präsent. Dies bedeutet leider jedoch noch nicht, dass jeder Erkrankte in Deutschland heute die für ihn optimale Begleitung oder Betreuung tatsächlich erhält.

Das Zentrum für Qualität in der Pflege (ZQP) hat 2015 über 4500 Beratungsangebote in Deutschland identifiziert [27]. Trotz einer ausgebauten Beratungsstellenlandschaft besteht weiterhin ein großer Bedarf an Beratung zu den vorhandenen Angeboten und Möglichkeiten. Seit 2009, mit dem In-Kraft-Treten des Pflege-Weiterentwicklungsgesetzes, existiert ein gesetzlicher Anspruch auf eine umfassende, kostenlose, unabhängige und individuelle Information, Aufklärung und Pflegeberatung. Die Pflegeberatung nach §7c SGB XI ist an verschiedenen Stellen angesiedelt: bei den gesetzlichen Pflegekassen, bei der COMPASS Private Pflegeberatung GmbH für privat Versicherte sowie in den bundesweit eingerichteten Pflegestützpunkten und bei freien Trägern. Doch wo genau die passende wohnortnahe Beratungsleistung zu finden ist, ist den Betroffenen selten bekannt. Auch sind Inhalt und Qualität der Beratung zurzeit noch nicht einheitlich definiert und somit Trägerkonzepten oder dem Zufall überlassen.

Das Wissen um die Vielfalt der Verläufe neurodegenerativer Erkrankungen und die unterschiedlichen Lebenssituationen der Erkrankten und ihrer Angehörigen hat sich stark verbreitet. Die Prävention und verbesserte Behandlung der sogenannten Volkskrankheiten zeigt Auswirkungen auf die heutigen Verläufe der demenziellen Erkrankungen und die Lebensqualität der Betroffenen. Neuere Studien und eine Metaanalyse [28] belegen ein Präventionspotential auch im Bereich der Alzheimer Erkrankung. Hierbei sind psychosoziale Faktoren und Umweltbedingungen von erheblicher Bedeutung. Das heißt, in dem im Sommer 2015 verabschiedeten Präventionsgesetz liegt die Chance, neue gesundheitsfördernde Angebote mit den Krankenkassen und anderen Akteuren flächendeckend zu entwickeln. Die Erkrankung nur unter dem Versorgungsaspekt in der Gesundheitspolitik zu betrachten, wird diesem Potential und dem Erleben der Betroffenen nicht gerecht. Es ist auch heute noch trotz aller Erkenntnisse so, dass bei neurodegenerativen Krankheitsprozessen nur in der Kategorie eines stigmatisierenden Vollbildes einer Demenzerkrankung gedacht wird. Menschen mit einer frühen Diagnose oder mit Verläufen, die lange Zeit nur punktuelle Alltagsrelevanz haben, wird man schon heute mit vielen Angeboten und Sprachregelungen nicht gerecht. De Rynck [29] plädiert deshalb für eine grundsätzlich neue Art über Demenz zu kommunizieren. Hier sind deutlich andere Bedarfe an Präventionsarbeit, Öffentlichkeitsarbeit, Beratung, Begleitung und Therapie jenseits der Rechtsansprüche der Pflegeversicherung zukünftig angemessen umzusetzen.

Einen Teil dieses Paradigmenwechsels beschreibt Peter Wißmann von der Demenz-Support Stuttgart gGmbH auch als Wechsel vom „Kranken" zum „Bürger mit Demenz" [30]. Auf der einen Seite haben wir heute an vielen Stellen ein engagiertes Bestreben, Inklusion zu praktizieren und die UN-Behindertenkonvention [31] und Charta der Rechte hilfe- und pflegebedürftiger Menschen [32] umzusetzen: Erkrankte, die in den Alzheimer Gesellschaften mitarbeiten, Bundesarbeitstreffen von Betroffenen, Buchveröffentlichungen von Menschen mit Diagnose, Ausstellungen mit künstlerischen Arbeiten von Betroffenen, Öffnung von Sportvereinen und Freizeitgruppen für Menschen in frühen Krankheitsphasen, Museumsführungen, Tanzveranstaltungen, Trialogseminare, Schulungskurse für Betroffene oder Paare und viele weitere Aktionen, die sich an der „Normalität" orientieren und gesellschaftliches Leben und soziale Teilhabe praktizieren. Hier fehlt es den Betroffenen oft an Hinweisen und Ermutigung, sich nicht zurückzuziehen bzw. selber aktiv zu werden.

Auf der anderen Seite ist durch eine sehr differenzierte Versorgungslandschaft ein sehr großer Vernetzungs- und Koordinationsbedarf entstanden. Strukturgebend war hierbei in vielen Bereichen nur die Pflegeversicherung und ihre Reformen der letzten Jahre. Es besteht weiterhin ein starkes Gefälle zwischen der Versorgungssituation im städtischen und derjenigen im ländlichen Bereich. Diese Unterversorgung betrifft insbesondere die ärztlichen und therapeutischen Angebote sowie den Fachkräftemangel im pflegerischen Sektor [33].

Eine Schlüsselposition im Unterstützungssystem haben aus diesem Grund die Alzheimer Gesellschaften. Für alle Formen der Demenz sind sie die zentralen Anlaufstellen, die überregional und regional eingebunden sind, und die auf politische und gesellschaftliche Entscheidungsprozesse einwirken. Sie bieten meist sektorenübergreifende psychosoziale Beratung und Begleitung im Verlauf der gesamten Erkrankung an, bzw. übernehmen eine Lotsenfunktion.

Unter anderem vor diesem Hintergrund haben das Bundesfamilienministerium und das Bundesgesundheitsministerium die „Allianz für Menschen mit Demenz" im September 2012 gegründet, die an der weiteren Verbesserung der Lebensqualität für Betroffene und ihre Angehörigen arbeitet. Mitglieder der Allianz sind – neben den Ministerien – Vertreter der Länder, Verbände und Organisationen, die auf Bundesebene Verantwortung für Menschen mit Demenz tragen. Dazu gehören etwa die

Deutsche Alzheimer Gesellschaft e.V. Selbsthilfe Demenz, der Deutsche Pflegerat und das Kuratorium Deutsche Altershilfe (KDA).

Neben diesen großen politischen Zusammenschlüssen im Versorgungssystem sind die regionalen Demenznetzwerke von enormer Wichtigkeit. Sie fördern den Austausch und die Vernetzung einzelner Angebote zum Wohl der Erkrankten in ihren eigentlichen Lebensbereichen. Diese Verbünde können Versorgungslücken aufdecken und gemeinsam schließen. Sie organisieren Weiterbildungen, verbessern die regionale Überleitung zwischen dem ambulanten und stationären Versorgungsbereich und formulieren Qualitätsstandards für ihre Bereiche. Diese sozialraumorientierten Verbünde und Quartierskonzepte arbeiten auf sehr unterschiedlichen Grundlagen und Konzepten. Die Erfolgsfaktoren werden zurzeit erforscht im Projektrahmen „Zukunftswerkstatt Demenz" des Bundesministeriums für Gesundheit. Eine weitere Aufgabe der Verbünde wird zukünftig insbesondere auch die standardisierte Schulung der Akteure einer Kommune (z. B. Krankenhäuser, Polizei, Banken, Einzelhandel usw.) sein. Nur so kann eine bessere Teilhabe von Betroffenen am öffentlichen Raum umgesetzt werden.

Weitere Hinweise findet man im Internet unter:

www.deutsche-alzheimer.de
www.allianz-fuer-demenz.de
www.demenznetzwerke.de

Nach Angaben des statistichen Bundesamtes von 2013 [34] wurden 71 % der 2,6 Millionen Pflegebedürftige im Sinne des Pflegeversicherungsgesetzes zu Hause versorgt (s. Abb. 4). Die Hälfte dieser Personen erhielt Pflegegeld, das bedeutet, dass sie in der Regel allein durch Angehörige gepflegt wurden. Nur ca. ein Viertel erhielt Unterstützung von einem ambulanten Pflegedienst. 29 % der Pflegebedürftigen wurden vollstationär betreut. Die Pflege in der Häuslichkeit ohne professionelle Dienste ist somit die häufigste Form der Betreuung in Deutschland. 35 % der Pflegebedürftigen hatten eine erheblich eingeschränkte Alltagskompetenz auf Grund von demenzbedingten Fähigkeitsstörungen, geistiger Behinderung oder psychiatrischen Erkrankungen.

Die Versorgungslandschaft sollte in erster Linie den Wünschen der Betroffenen Rechnung tragen. Eine Studie von Spangenberg und Glaesmer von 2012 [35] untersuchte eine repräsentative Stichprobe der Allgemeinbevölkerung (≥ 45 Jahre, N = 1445). Diese wurde zu ihren Betreuungswünschen bei späterem Pflegebedarf und über ihre Erwartungen zur Nutzung familiärer Pflege befragt. Jeder vierte Befragte hatte Erfahrung in der familiären Pflege. Bei eigenem Pflegebedarf wünschen 62,9 % eine Betreuung durch Angehörige und 56,7 % durch professionelle Pflegekräfte.

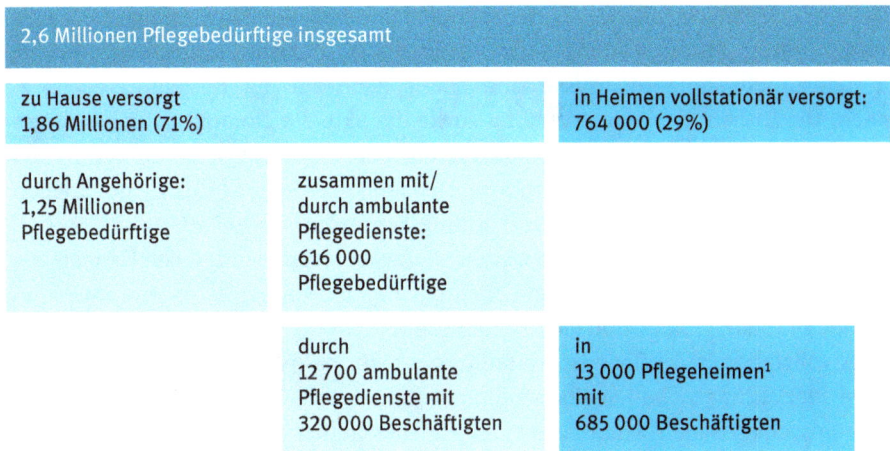

Abb. 4: Pflegebedürftige 2013 nach Versorgungsart (Quelle: Statistisches Bundesamt, Pflegestatistik 2013).

Der Pflegereport der AOK 2016 [36] befasst sich mit den Gründen für die Nicht-Nutzung von Hilfen der Pflegeversicherung unabhängig vom Krankheitsbild. Bei dieser Untersuchung stellte sich heraus, dass es eine große Diskrepanz gibt zwischen der Bekanntheit der Angebote und deren Nutzung. Nicht allen pflegenden Angehörigen, die an der Befragung teilnahmen, waren die Hilfsangebote überhaupt bekannt. Aber selbst bei Bekanntheit führte dies nicht unbedingt zu deren Nutzung in Belastungssituationen. Von den hoch belasteten Angehörigen gaben 32,3 % an, sich „nicht gut" oder „überhaupt nicht" in ihrer Betreuungsarbeit unterstützt zu fühlen.

Eine andere, kleinere Studie [37] zum Inanspruchnahmeverhalten von Menschen mit Demenz und ihren Angehörigen zeigte, dass in vielen Bereichen, trotz des differenzierten Hilfeangebots, eine Unterrepräsentanz von Menschen mit Demenz besteht. Gründe für die Nicht-Inanspruchnahme des Versorgungsnetzes waren hier u. a. mangelhafte Bekanntheit und Transparenz der Angebote, schlechte Erreichbarkeit, sowie Kritik am Umfang und der Qualität der Versorgungsleistung. Die Befürchtung, die Hilfe schlecht in den eigenen Alltag einbinden zu können und der mit der Hilfe verbundene finanzielle und organisatorische Aufwand wurden ebenso negativ bewertet. Positiv erlebten die Befragten dagegen bei Inanspruchnahme die hohe Professionalität und Menschlichkeit und die erlebte Unterstützung und Nützlichkeit einiger Angebote.

Zank und Schacke [38] gelang es 2007 in ihrer Längsschnittstudie, entlastende Effekte auf pflegende Angehörige bei Nutzung von gerontopsychiatrischer Tagespflege oder ambulanter Pflege evidenzbasiert nachzuweisen (siehe hierzu auch Abschnitt 3.2.9). Im Bereich der Tagespflege ist hervorzuheben, dass diese Form der Betreuung weiterhin regional noch nicht mit ausreichender Anzahl von Plätzen zur Verfügung steht. Auf Grund der meist relativ hohen Tagessätze, wird das Angebot zudem häufig erst spät im Verlauf der Erkrankung genutzt, wenn eine Pflegestufe vorliegt. Die positiven rehabilitativen Effekte für die Betroffenen durch die Aktivierung und Tagesstrukturierung kommen in diesem Kontext zurzeit kaum mehr zum Tragen.

Inanspruchnahmehindernisse sind häufig auch auf der Beziehungsebene zu finden. Die frühere Beziehungsqualität sowie die aktuelle „Bilanz" in nahen Beziehungen (vgl. auch Stierlin [39]) korreliert mit dem Belastungserleben der Betreuungsperson und des Betroffenen und wurde in mehreren Studien [40] [41] beschrieben. Dieser Aspekt bleibt in den meisten Beratungskontexten unerwähnt.

Demenzerkrankungen gehören zu den häufigsten Gründen für einen Heimeinzug. Man geht davon aus, dass ca. zwei Drittel der Heimbewohner an einer Demenz leiden [42]. Die fachärztliche und medikamentöse Versorgung von Menschen mit Demenz in der vollstationären Pflege ist weiterhin ein nicht befriedigend gelöstes Problem. Einige Einrichtungen haben Kooperationen mit niedergelassenen Fachärzten oder gerontopsychiatrischen Ambulanzen, in anderen haben die Bewohner weder eine ärztlich gesicherte Diagnose noch wird ihnen eine leitliniengestützte Behandlung [43] zuteil. Dies wirkt sich negativ auf die Behandlung von Sekundärsymptomen (z. B. Unruhe, Aggression, Depression usw.) aus, verschärft das Leiden der Betroffenen und forciert pflegerische Probleme. Auch im Bereich der Rehabilitation und nicht-medikamentösen Therapien liegt eine deutliche Unterversorgung vor, obwohl in Studien die Relevanz für den Verlauf der Erkrankung nachgewiesen werden konnte.

Positiv zu erwähnen ist hier ein untersuchtes Pilotprojekt „Psychotherapie der Depression im Seniorenheim (PSIS)" [44], das sich intensiv mit den Rahmenbedingungen, Bedarfen und Erfordernissen für Psychotherapie im Heimbereich auseinandergesetzt hat.

Trotz aller öffentlichen Kritik an der vollstationären Betreuung ist sie ein erforderlicher und wichtiger Baustein der Versorgungslandschaft. Viele Einrichtungen verfügen über spezielle Wohnbereiche für Menschen mit Demenz, die in der Milieu- und Tagesgestaltung bedürfnisorientiert arbeiten und die mit professionellen, spezialisierten Pflegekonzepten Betroffenen und Angehörigen zur Seite stehen.

Der Gesetzgeber hat mit der letzten Pflegereform den Aufbau von ambulanten Wohngemeinschaften weiter unterstützt. Für viele Betroffene und Angehörige ist dies eine Alternative zur Heimversorgung, in der Individualität und Selbstbestimmung in einem überschaubaren, sicheren Rahmen gelebt werden können. Einige Bundesländer haben ihr Heimgesetz dementsprechend angepasst (z. B. Berlin: Wohnteilhabegesetz [45]) um einen verbesserten Verbraucherschutz bzw. eine verbesserte Qualitätssicherung für die Bewohner zu gewährleisten. Weitere Informationen zu diesem Thema finden sich u. a. auf den Seiten des Vereins Selbstbestimmtes Wohnen im Alter:

www.swa-berlin.de/

Nicht unerwähnt bleiben darf in diesem Zusammenhang die Versorgung in der eigenen Häuslichkeit durch eine innewohnende Pflegekraft. Diese 24-Stunden-Pflegen finden häufig in einem rechtlichen Graubereich statt, in dem weder der Arbeitsschutz der Pflegekräfte noch der Schutz der Gepflegten gewährleistet ist. Ausbeutung der Pflegekräfte auf der einen Seite und massive Überforderungssituationen auf der anderen Seite sind möglich. Dennoch scheint diese Betreuung für Angehörige eine gute Lösung zu sein, weil der Demenzerkrankte in seinem vertrauten Wohnumfeld bleiben kann, eine hohe personelle Kontinuität und Verfügbarkeit besteht und das Preis-Leistungsverhältnis im Vergleich zur ambulanten Pflege oft attraktiv ist.

Die Entscheidung für eine der benannten Versorgungsvarianten bleibt in jedem Einzelfall eine individuelle Abwägung der handelnden Personen. Die lebensweltlichen Wünsche des Betroffenen, die Diagnose mit ihrer jeweiligen Prognose, die derzeit vorhandenen Symptome und letztlich die Finanzen und die Tragfähigkeit des sozialen Umfeldes fließen in diesen Prozess mit ein. Hier ist psychosoziale Beratung oder ein gutes Entlassungsmanagement im Krankenhaus gefragt, welches das Netzwerk frühzeitig in die Behandlung mit einbezieht. Es werden an der Schnittstelle Klinik auch neue Projekte erprobt, wie z. B. PfiFf [46] der Alzheimer Gesellschaft Brandenburg e.V. und AOK Nordost, die durch spezialisierte Schulungsangebote und Beratung für Angehörige von Menschen mit Demenz, beginnend in der Klinik, stabile Übergänge in die Häuslichkeit bei Entlassung begleiten helfen.

Zukünftig wichtig in diesem Bereich wird die Integrierte Versorgung (§ 64b SGB V, § 92 b SGB XI) werden, die belastende Krankenhausaufenthalte für Betroffene reduzieren helfen kann. Durch eine Verzahnung der einzelnen Behandlungsbereiche der Klinik mit dem ambulanten Hilfesystem soll ein individueller, berufsgruppenübergreifender Behandlungsplan, mit ärztlichen Besuchen auch in der Häuslichkeit, ermöglicht werden.

Nach § 137 f SGB V besteht die Möglichkeit, sogenannte Disease-Management-Programme für einzelne chronische Erkrankungen in der Versorgungslandschaft umzusetzen. Hierbei arbeiten Krankenkassen und Kassenärztliche Vereinigungen oder auch einzelne Ärzte, Krankenhäuser und andere Akteure im Gesundheitssystem ein strukturiertes Behandlungsprogramm für chronisch erkrankte Patienten aus, das helfen soll, Barrieren zwischen den einzelnen Leistungsträgern und -erbringern abzubauen. Die Einführung eines solchen Programms wurde auch für das Krankheitsbild Demenz schon vor Jahren gefordert, ist aber bislang noch nicht umgesetzt worden.

Auch bei vorhandener Offenheit für betreute Wohnformen, Wohngemeinschaften und Mehrgenerationenhäuser [47] der heutigen Generation „50 plus" ist das Ziel für die meisten Betroffenen, das eigene vertraute Wohnumfeld zu erhalten und die Assistenz flexibel dem Krankheitsverlauf und Bedarf anzupassen zu wollen. Falls Hilfe erforderlich wird, wünschen sich viele, auf ein individuelles, wohnortnahes, ambulantes Hilfenetz zugreifen zu können, das möglichst durch gleichbleibende konstante Helfer gekennzeichnet ist. Ein sehr hoher Grad an selbstbestimmten Handlungen und Abläufen soll möglich bleiben. Ein Umzug wird als Bedrohung der Unabhängigkeit gewertet. Dies gilt auch für alleinlebende Erkrankte [48].

Die repräsentative ZQP-Befragung „Demenz" [49] von 2014 kommt zu ähnlichen Ergebnissen. Nur 1% der Interviewten nannte eine stationäre Pflegeeinrichtung zusammen mit anderen Pflegebedürftigen als bevorzugten Ort. Für den Fall einer fortgeschrittenen Demenzerkrankung wünscht sich knapp die Hälfte (49%), in einem speziell auf die Erfordernisse demenzkranker Menschen eingerichteten Umfeld – dorfähnliche Wohnanlage, Wohngemeinschaft oder geschützter Wohnbereich – versorgt zu werden.

Die Bundesregierung hat mehrere Programme zu diesen Themen aufgelegt und sieht „....*die Notwendigkeit, wohnortnahe Begegnungs- und Beratungsstrukturen, eine Vielfalt an Wohnformen und Fachdiensten sowie sozialräumliche Unterstützungs-, Netzwerk- und Hilfemix-Strukturen zu etablieren und zu fördern.*" [50].

Die Koordination der verschiedenen Hilfen und Leistungserbringer überfordert in der Praxis Angehörige und Betroffene, für die Sicherheit, Vertrauen und eine personelle Kontinuität in der Betreuung ein wichtiger stabilisierender Faktor im Krankheitsverlauf sind. Man geht hier von einem steigenden Bedarf an professionellem Case Management aus [51], d. h. dass der individuelle Hilfemix, bestehend aus der Familie, ehrenamtlichen Helfern und ambulanten Diensten, von einer externen Person abgestimmt, gelenkt und der Hilfeprozess überwacht wird. Auch der Bedarf an Pflegerechtsberatung wird zukünftig steigen mit der steigenden Anzahl an privatrechtlichen Verträgen, die mit den unterschiedlichen Akteuren notwendig werden.

3.2 Die Bausteine des Gesundheitssystems für demenziell Erkrankte

Im ersten Abschnitt wurden Teilaspekte der persönlichen, gesellschaftlichen und politischen Dimension des Themas behandelt. Im folgenden Kapitel werden einzelne Bausteine des Hilfesystems näher beleuchtet.

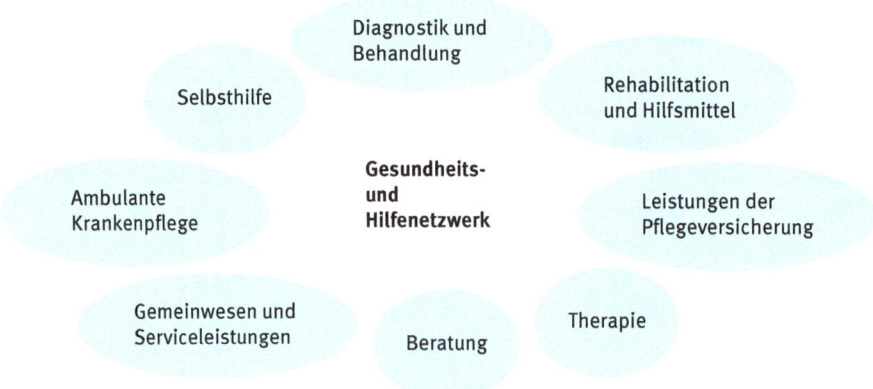

Abb. 5: Bausteine des Gesundheitssystems für demenziell Erkrankte.

3.2.1 Diagnostik und Behandlung

Die Diagnostik und weitere medizinische Behandlung sollte bei einem Facharzt oder in einer Gedächtnissprechstunde erfolgen. Die Zugangswege zu den Gedächtnissprechstunden sind regional sehr unterschiedlich und die Voraussetzungen für einen Termin werden von den einzelnen Gedächtnissprechstunden nicht einheitlich gehandhabt. Meist ist eine Überweisung vom Hausarzt ausreichend. In manchen Fällen ist eine Voruntersuchung und Überweisung vom Neurologen oder ambulanten Psychiater erforderlich. Nicht alle Gedächtnissprechstunden führen die Diagnostik ambulant durch, da für die Untersuchungen mehrere Termine erforderlich sind und sich die Diagnostik so über einige Wochen hinziehen kann. Hier wird die Aufnahme in eine Tagesklinik indiziert, in der der Patient drei bis vier Tage tagsüber in der Klinik verbleibt. In der Zwischenzeit gibt es in wenigen Kliniken auch die Möglichkeit für Migranten, die Gedächtnistests in englischer Sprache oder der Muttersprache zu absolvieren.

Einige psychiatrische Fachkrankenhäuser verfügen über eine eigene vollstationäre gerontopsychiatrische Abteilung und/oder ein Gerontopsychiatrisches Zentrum (GPZ). Diese Einheiten sind spezialisiert auf die Behandlung älterer psychisch kranker Menschen. In einer Evaluationsstudie [52] konnte nachgewiesen werden, dass eine Versorgung über ein GPZ auf die Entwicklung der Krankheitsschwere und des Umfangs der Hilfs- und Pflegebedürftigkeit erfolgreich einwirken konnte. Die Heimeinweisungsrate war in der untersuchten Versorgungsregion deutlich geringer als in der Kontrollregion.

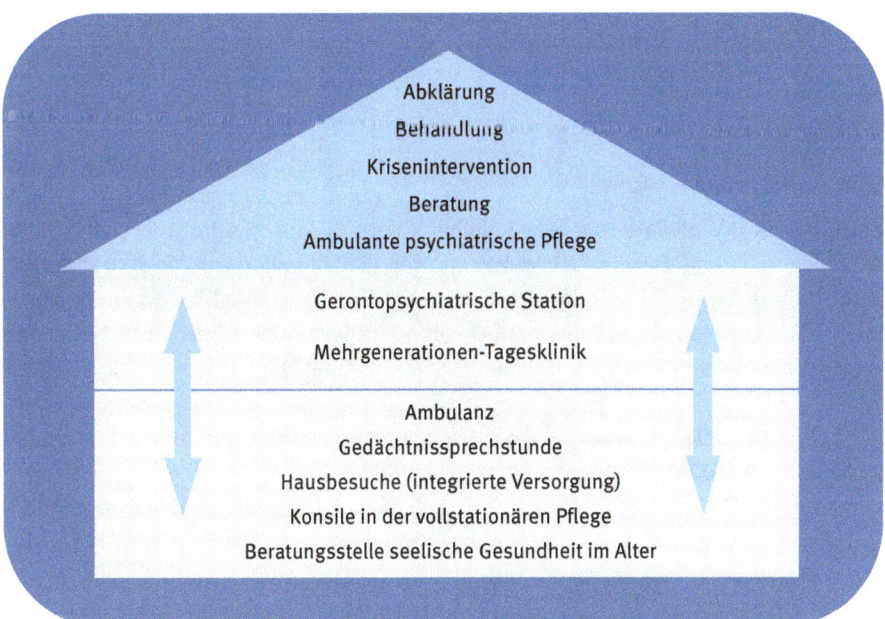

Abb. 6: Aufbau eines Gerontopsychiatrisches Zentrums am Beispiel des GPZ der Charité im St. Hedwig Krankenhaus Berlin (Quelle: Ursula Schreiter Gasser und Jutta Stahl: Das Gerontopsychiatrische Zentrum Hegibach der Psychiatrischen Universitätsklinik Zürich).

Die einzelnen Abteilungen halten spezifische, intensive medizinische Diagnostik und Behandlung sowie nicht-medikamentöse therapeutische Angebote vor. Teil der Behandlung sind dort des Weiteren pychosoziale Einzel- oder Familienberatungen und Gruppenangebote. In die gerontopsychiatrischen Abteilungen überweisen die niedergelassenen Ärzte und häufig der Sozialpsychiatrische Dienst. Rund die Hälfte der Einweisungen im vollstationären Bereich basiert auf einer Unterbringung nach dem Betreuungsgesetz oder dem bürgerlichen Gesetzbuch.

Die Situation von Menschen mit neurodegenerativen Erkrankungen im Allgemeinkrankenhaus ist für die Betroffenen und ihre Angehörigen oft sehr belastend. Auf Grund des Ortswechsels und den eher starren Regeln der Institution kommt es häufig zu hohem Stress bei den Betroffenen, zu Unruhezuständen oder krisenhaften Eskalationen. Einige Modellprojekte und Studien [53] haben sich mit der Verbesserung von Klinikstrukturen beschäftigt. Diese Ergebnisse sollen z. B. im Rahmen der „Lokalen Allianzen Demenz" in verschiedenen Kliniken eingeführt werden. Wichtige Bereiche sind hierbei gerontopsychiatrische Konsildienste in anderen Fachabteilungen der Klinik, insbesondere der Chirugie (Problem Delir), Schulungen der Mitarbeiter der „Ersten Hilfe" sowie eine fachliche Sensibilisierung des Pflegepersonals oder Einführung von ehrenamtlichen Helfern zur Begleitung der Erkrankten.

Eine Liste der aktuellen Gedächtnissprechstunden findet sich auf der Internetseite der Deutschen Alzheimer Gesellschaft e.V.:

www.deutsche-alzheimer.de/unser-service/gedaechtnissprechstunden/gedaechtnissprechstunden/plz/1.html

Rehabilitation und Hilfsmittel

Gemäß § 40 SGB V ist die geriatrische Rehabilitation eine Pflichtleistung der gesetzlichen Krankenversicherung. Der gesetzliche Vorrang von Rehabilitation vor Pflege (§ 31 SGBXI) gilt auch für demenziell Erkrankte. Die Erfahrung zeigt aber, dass Menschen mit einem MMST ≤ 24 Punkten (s.h. Abschnitt 4.2.5) von frührehabilitativen oder weiterführenden rehabilitativen Behandlungsprogrammen oftmals ungerechtfertigt ausgeschlossen werden.

Laut S3-Leitlinie [54] bewirken spezifische Behandlungsprogramme bei leicht- bis mittelgradig betroffenen Demenzkranken ähnliche bis nur mäßig geringfügigere Therapieerfolge hinsichtlich Mobilität und Selbstversorgungsfähigkeit wie bei kognitiv Gesunden

Direkt nach der Diagnosestellung oder im Verlauf der Erkrankung gibt es die Möglichkeit, eine Rehabilitationsmaßnahme bei der Krankenkasse zu beantragen. Der Versicherte kann ein Antragsformular bei seiner Kasse anfordern und ein befähigter Facharzt oder Hausarzt erstellt ein entsprechendes ärztliches Attest aus. Im Falle einer Ablehnung ist gegen den Bescheid Widerspruch möglich.

Eine spezialisierte Einrichtung für die Rehabilitation von Menschen mit Demenz befindet sich beispielsweise in Bad Aiblingen. Das Konzept der Selbsterhaltungstherapie (SET) [55] ist die Grundlage der Rehabilitationsmaßnahmen dort. Der Erkrankte und sein begleitender Angehöriger werden dort geschult und im Umgang mit der Erkrankung gestärkt (siehe auch Abschnitt 6.1.3 Psychotherapie).

Menschen mit Demenz profitieren auch von einer geriatrischen Rehabilitation. Mit dem sogenannten Barthel-Index wird die Fähigkeit der Alltagsbewältigung von 0 Punkten (vollständig pflegebedürftig) bis 100 Punkten (selbständig) gemessen. Durch die geriatrische Rehabilitation steigt dieser Index im Mittel um 22 Punkte. Dieser Zugewinn ist vollkommen unabhängig vom Alter. Über 95-Jährige profitieren im gleichen Umfang wie 65-Jährige [56]. Auch schwer demente Patienten können durch die geriatrische Rehabilitation in ihrem Gesundheitszustand wesentlich gebessert werden. Hier sind die Verläufe allerdings individuell stark unterschiedlich. Ausschlusskriterien für die geriatrische Rehabilitation sind u. a. eine fehlende Zustimmung des Patienten zur Rehabilitation und Begleiterkrankungen oder Symptome, die eine aktive Teilnahme an der Rehabilitationsmaßnahme verhindern, wie z. B. umfassende Desorientiertheit, Weglauftendenzen, psychische Störungen wie schwere Depression oder eine akute Wahnsymptomatik.

Die Begutachtung durch den Medizinischen Dienst der Krankenkassen (MDK) im Rahmen der Pflegeversicherungen prüft bei allen Antragstellern, ob medizinische Rehabilitationsleistungen in Betracht kommen. Die Krankenkassen wurden vom Gesetzgeber aufgefordert zukünftig dafür zu sorgen, dass ausreichend Rehabilitationsangebote für demenziell Erkrankte zur Verfügung stehen; dazu gehören auch mobile Rehabilitationsangebote in der eigenen Häuslichkeit. Diese werden für einige Patienten entscheidend sein, damit auch Patienten mit Mehrfacherkrankungen Rehabilitationsleistungen in Anspruch nehmen können, ohne dass im Einzelfall durch z. B. eine räumlichen Veränderung die Demenzsymptome verschlimmert werden. Ziel ist immer die Erhaltung bzw. Verbesserung auch von körperlichen Kompetenzen durch eine intensive, spezialisierte Komplexleistung vor Ort oder in einer Rehabilitationseinrichtung.

Pflegende Angehörige können einen eigenen Anspruch auf Rehabilitation bei ihrer Krankenkasse geltend machen. Auch hier gibt es in der Zwischenzeit spezialisierte Einrichtungen für pflegende Angehörige, in denen die Betreuung der Erkrankten während der Therapiemaßnahmen und während des Rehabilitationszeitraums gewährleistet wird. Eine Liste der Rehabilitationseinrichtungen für Menschen mit Demenz findet sich unter:

www.alzheimer-bw.de/hilfe-vor-ort/rehaangebote

3.2.2 Hilfsmittel und Wohnraumanpassung

Beim Thema Hilfsmittel sind mittlerweile zwei Bereiche zu unterscheiden: auf der einen Seite die klassischen Hilfsmittel, die im Hilfsmittelkatalog gelistet sind (z. B. Gehstützen, Rollator, Griffe, Wannenlift usw.) sowie auch die verbrauchbaren Hilfsmittel (z. B. Inkontinenzmaterial), auf die ein definierter Leistungsanspruch bei Kranken- oder Pflegekasse (§ 40 SGB XI) besteht. Diese sind bei Indikation auch ohne die Voraussetzungen einer Pflegestufe vom Arzt verordnungsfähig. Die Pflegekassen können subsidiär auch finanzielle Zuschüsse für Maßnahmen zur Verbesserung des individuellen Wohnumfeldes des Pflegebedürftigen gewähren, beispielsweise für technische Hilfen im Haushalt, wenn dadurch im Einzelfall die häusliche Pflege ermöglicht oder erheblich erleichtert oder eine möglichst selbständige Lebensführung des Pflegebedürftigen wiederhergestellt wird. Eine Liste der möglichen Hilfsmittel findet man auf der Seite des GKV Spitzenverbandes:

https://hilfsmittel.gkv-spitzenverband.de/home.action

Auf der anderen Seite steht der Einsatz neuer Technologien und Produkte (Ambient Assisted Living, AAL), die den Wohnraum von hilfebedürftigen Menschen optimieren und den Alltag erleichtern sollen [57]. Die Hoffnung ist, mit Hilfe der Technik positive Effekte auf die Selbstständigkeit, Sicherheit und Aktivierung zu ermöglichen. So sollen sie z. B. Einbußen der zeitlichen und örtlichen Orientierung kompensieren helfen, biografische Inhalte lebendiger halten, soziale Kontakte bei eingeschränkter Mobilität herstellen (vergleiche hierzu auch Abschnittt 6.4.4) oder die Sicherheit in der Wohnung verbessern über Sturzmelder, Kontroll- oder Überwachungsfunktionen. Die Kosten trägt man in der Regel selbst.

Lange Zeit bestand das Problem, Qualität und Kosten der Produkte vergleichbar zu machen. Demenz Support Stuttgart und die Erich und Liselotte Gradmann Stiftung haben in einem Projekt viele hilfreiche neue Produkte gelistet und nützliche Tipps zur Beschaffung von Hilfsmitteln in einem Produktkatalog zusammengestellt. Den Produktkatalog 2015 „Technische Unterstützung bei Demenz – Fokus eigene Häuslichkeit" findet man unter:

www.demenz-support.de/Repository/Produktliste_2015_web.pdf

3.2.3 Therapien

Die wissenschaftliche Evidenz der verschiedenen nicht-medikamentösen Therapieverfahren wird in Kapitel 6 ausführlich behandelt.

Der Arzt kann nach erfolgter Diagnostik die Behandlungen auf der Grundlage der Heilmittelrichtlinien verordnen. Die von den Krankenkassen anerkannten und in einem Heilmittelkatalog gelisteten Verfahren sind u. a.: die Arbeits- und Beschäftigungstherapie (Ergotherapie), die Bewegungstherapie (Physiotherapie) und die Stimm- Sprech- und Sprachtherapie (Logopädie). Je nach Leitsymptomatik und Diagnose sind dort Therapieziele und die maximale Anzahl an Therapieeinheiten (bei Ergotherapie maximal 40 Einheiten, bei Logopädie maximal 60 Therapieeinheiten) für den sogenannten Regelfall festgeschrieben. Lässt sich das Therapieziel mit der vorgegebenen Gesamtverordnungsmenge nicht erreichen, sind weitere Verordnungen außerhalb des Regelfalls (insbesondere längerfristige Verordnungen) möglich. Eine Verordnung außerhalb des Regelfalls bedarf einer weiterführenden Diagnostik sowie einer besonderen Begründung auf der Verordnung mit einer prognostischen Einschätzung. Die Verordnungsmenge richtet sich dann nach den medizinischen Erfordernissen des Einzelfalls. Verordnungen außerhalb des Regelfalls sind vom Patienten/Versicherten vor der Fortsetzung der Therapie der zuständigen Krankenkasse zur Genehmigung vorzulegen. Krankenkassen können auf die Genehmigung im Einzelfall verzichten oder je nach Kasse auch pauschal längerfristig genehmigen.

Da die Anzahl der Therapieverordnungen in der Praxis für den Arzt budgetiert ist, sind trotz erwiesener Wirksamkeit nicht alle Ärzte bereit, die Therapien zu verordnen. Nur bei Demenzerkrankungen auf Grund eines Schlaganfalls und wenigen anderen Erkrankungen gelten Sonderregelungen. (Praxisbesonderheiten nach § 84 Abs. 8 SGB V). Hier kann ein Netzwerkgespräch hilfreich sein, um andere fachärztliche Behandler in einen gemeinsamen Therapieplan einzubinden. Hervorzuheben ist das Problem der Unterversorgung mit Therapeuten in einigen ländlichen Regionen.

Die Heilmittelrichtlinien (HeilM-RL in Kraft getreten 01.07.2011) findet man unter:

www.g-ba.de/informationen/richtlinien/12/

Versorgungslage Psychotherapie

Hinsichtlich der psychotherapeutischen Versorgung von an einer Demenz erkrankten Personen in Deutschland liegen unseres Wissens nach aktuell keine konkreten Zahlen vor. Das mag unter anderem daran liegen, dass die vorliegenden Zahlen hinsichtlich der Inanspruchnahme von Psychotherapie im höheren Altersbereich insgesamt schon auffällig niedrig sind im Vergleich zur Gesamtbevölkerung. Je nach Studie schwanken die Angaben hier zwischen 0,2–2% bei den über 60-jährigen [58]. Eine Ausnahme bildet die Zürcher Altersstudie von Maercker [59] mit einer Inanspruchsnahmefrequenz von 5%, wobei der Autor selber anmerkt, dass dies im Kontext mit der Rekrutierung im Züricher Stadtbereich zu bewerten ist, der eine außergewöhnlich hohe Psychotherapeutendichte aufweist. An den extremen Polen der psychotherapeutischen Versorgung älterer Menschen stehen sicherlich Patienten mit Suchtproblemen, dementiellen Erkrankungen und Bewohner von stationären Pflegeeinrichtungen. Im letzteren Fall kann man auch ohne Hinzunahme offizieller Statistiken wohl ruhigen Gewissens anmerken, dass Menschen im Pflegeheim nahezu vollständig von der psychotherapeutischen Versorgung ausgeschlossen sind, unabhängig von ihrem tatsächlichen Bedarf.

Den niedrigen Inanspruchsnahmefrequenzen älterer Menschen im Vergleich zur jüngeren Population stehen laut Maercker ca. 25 % der über 65-jährigen gegen über die unter einer oder mehreren psychischen Störungen leiden. Im Hinblick auf die Häufigkeit depressiver Störungen ist hierbei zu erwähnen, dass zwar insgesamt eine Abnahme der Häufigkeit von depressiven Störungen bei den über 70-jährigen zu verzeichnen ist [60], gleichzeitig die Rate erfolgreich durchgeführter Suizide ansteigt [61]. Als ursächlich für diese Diskrepanz im Hinblick auf die psychotherapeutischen Versorgung Älterer werden auf Betroffenenseite u. a. motivationale Aspekte wie bestehender Leidensdruck [62] und Kohorteneffekte zum Beispiel im Sinne einer Bewertung psychischer Probleme im Rahmen einer Charakterschwäche [63] (Peters 2000) angenommen. Weitere Kriterien für die Inanspruchnahme sind darüber hinaus das Geschlecht und das Alter der Patienten: „alte" Ältere und Männer zeigen hierbei ein herabgesetztes Inanspruchnahmeverhalten gegenüber weiblichen Patienten und „jüngeren" Älteren. Bis auf eine Studie die die Einstellung älterer Patienten in einem stationären Setting untersuchte fanden andere Autoren (wenn man die Gesamtheit der Älteren von 65 Jahren an aufwärts betrachtete) eher Beleg für wenig Vorurteile und Ängste Älterer gegenüber einer psychotherapeutischen Behandlung. Entscheidender scheint daher zum einen die Frage zu sein, wie ältere Patienten in psychotherapeutische Behandlung übergeleitet werden und wie die Einstellung der niedergelassenen Psychotherapeuten gegenüber älteren Patienten geschaffen ist. Frei von Evidenzen wurden hier u. a. negative Altersstereotypien auf Seiten der Behandler diskutiert (im Sinne es „lohnt sich eh nicht mehr im Alter") sowie ein Mangel an gerontologischem/gerontopsychiatrischem/gerontopsychotherapeutischem Wissen. Tatsächlich scheinen aber in erster Linie Behandlungserfahrung bei den Psychotherapeuten und das Erkennen psychischer Störungen auf Seiten der ärztlichen Behandler die Überleitung die Inanspruchnahme zu limitieren. In den letzten Jahren kommt jedoch immer mehr Bewegung in diesen Bereich in Form von z. B. altersspezifischen Inhalten in die Curricula der psychotherapeutischen Ausbildungsinstitute, Fortbildungsangeboten für Psychotherapeuten wie z. B. vom Institut für Alterspsychotherapie und angewandte Gerontologie

Meinolf Peters, http://alternspsychotherapie.de/

Arbeitsgruppen mit Thema „Psychotherapie im Alter" bei den Psychotherapeutenkammern

z. B. Psychotherapeutenkammer Berlin http://www.psychotherapeutenkammer-berlin.de/

sowie Schulungsmaßnahmen für Hausärzte und Pflegepersonal. Insgesamt entsteht der Eindruck, dass sich sowohl aktuelle niedergelassene Psychotherapeuten, aber auch der psychotherapeutische Nachwuchs immer neugieriger Patienten im höheren Lebensalter zuwendet. Es sollte aber an dieser Stelle betont werden, dass aus unserer Sicht ein Alterstherapeut auch wirklich über entsprechende Kenntnisse über die Besonderheiten der psychotherapeutischen Behandlung älterer Menschen verfügen sollte, sowie über ein qualifiziertes Netzwerk das im besten Falle aus sozialarbeiterischen und medizinischen Fachpersonal besteht und bei entsprechendem Bedarf aktiviert werden kann. Dies scheint insbesondere im Bereich der psychotherapeutischen Behandlung von dementiell erkrankten Patienten eine Rolle zu spielen. Der Großteil der dementiell erkrankten Patienten wird am ehesten im teil- oder vollstationären Setting psychotherapeutisch versorgt. Der Fokus liegt hierbei auf der Behandlung komorbider psychischer Störungen wie Depressionen oder Ängsten, Verhaltens- und Antriebsstörungen und Kränkungserleben auf Persönlichkeitsebene durch die Erkrankung [64]. So müsste auch hinsichtlich der Indikation für die Inanspruchnahme einer ambulanten Psychotherapie neben der Demenzdiagnose eine weitere psychische Erkrankung codiert werden. Sinnvoll ist dies am ehesten in den Anfangsstadien der Erkrankung. Das beste Behandlungssetting für an Demenz erkrankte Patienten mit Wunsch nach ambulanter Behandlung bieten derzeit sicherlich psychotherapeutische Behandlungsansätze die neuropsychologische Therapiekonzepte mit anderen psychotherapeutischen Therapiekonzepten kombinieren. Seit 2012 haben Versicherte zwar einen Anspruch auf Übernahme neuropsychologischer Therapien, die Behandlung mittel- oder schwergradiger Demenzen ist jedoch hiervon ausgeschlossen. Laut den aktuellen Richtlinien zur neuropsychologischen Therapie besteht aber die Möglichkeit eine leichte kognitive Störung abzurechnen, auch sind leichtgradige dementielle Syndrome nicht explizit ausgeschlossen. Hier lohnt sich im Bedarfsfall die individuelle Abklärung mit dem jeweiligen Behandler bzw. der zuständigen Krankenkasse.

3.2.4 Beratung

Im Verlauf einer chronischen Erkrankung kommt es immer wieder zu veränderten Beratungsbedarfen. Die mit jeder Reform größer werdende Komplexität der Regelungen der Pflegeversicherung, die die Leistungs- und Finanzierungsstrukturen undurchsichtig gemacht hat, generiert Hilfebedarf. Oft wissen weder die Betroffenen noch die Dienstleister selbst, die Möglichkeiten und Chancen des Gesetzes zu nutzen. Über das Pflegeversicherungsgesetz gibt es eine Verpflichtung der Pflegekassen, Pflegeberatung unmittelbar nach Antragstellung anzubieten bzw. über Pflegestützpunkte bereit zu stellen. Auch gibt es die Beratungspflicht für die Versicherten, die Pflegegeld beziehen. Die Häufigkeit der Beratung ist hier nach der Pflegestufe gestaffelt, und dieser Beratungsbesuch in der Häuslichkeit muss durch einen professionellen Dienst (Beratung nach § 37 SGB VI) nachgewiesen werden, um weiter Leistungen von der Pflegekasse zu erhalten. Der Umfang und Nutzen dieser Beratungen steht immer wieder in der Kritik [65].

In der Regel bestehen schon sehr lange vor dem Antrag auf Leistungen der Pflegeversicherung Anliegen, Ratlosigkeit und drängende Fragen. Hier sind die regionalen Alzheimer Gesellschaften wichtigste Ansprechpartner.

www.deutsche-alzheimer.de/unser-service/alzheimer-gesellschaften-und-anlaufstellen.html

Ein weiterer wichtiger Lotse mit Beratungsauftrag im Versorgungsnetz ist der regionale sozialpsychiatrische Dienst. Er berät insbesondere in zugespitzten häuslichen Situationen und kann mit dem Amtsarzt und der Polizei gemeinsam eine Klinikeinweisung veranlassen.

Pflegende Angehörige sind oft über Jahre starken Belastungen ausgesetzt, die ihre körperliche und seelische Gesundheit fordern. Überlastungssituationen können dann in der Betreuung zu problematischen oder aggressivem Verhalten beitragen. Auch hier gibt es Beratungsangebote wie den Krisendienst oder die Beratungsstellen „Pflege in Not". Diese sollten allen pflegenden Angehörigen bekannt sein. Bei Konflikten mit Institutionen oder Pflegediensten sind außerdem die Verbraucherzentralen und Patientenbeschwerdestellen Ansprechpartner.

Entsprechende Ansprechpartener findet man im Internet unter:

www.neuhland.net/index.php/hilfsdienste/nach-bundeslaendern-geordnet
www.pflegen-und-leben.de/index.php/informationen/krisentelefone-und-beschwerdestellen
www.beschwerde-psychiatrie.de/liste.html

Der Nutzen zugehender häuslicher Beratung wurde an verschiedenen Stellen beschrieben [66], wird aber nur von wenigen Beratungsstellen angeboten wie z. B. den Fachberatungsstellen für Menschen mit Demenz im Land Brandenburg. Beratung kann heute auch über unterschiedliche Medien stattfinden, so dass sich eine große Anzahl von Foren und Online-Beratungen auch im Bereich der Demenzversorgung etabliert hat. Insbesondere berufstätige pflegende Angehörige oder in der Mobilität eingeschränkte Menschen oder Betroffene im ländlichen Bereich profitieren hiervon.

Einige Beispiele:

Alzheimer Telefon der DAG e.V:
Tel. 030/259 37 95 14 oder 01803/171017
Montag bis Donnerstag. 9 bis 18 Uhr, Freitag 9 bis 15 Uhr

www.pflegen-und-leben.de/index.php/seelische-belastungen/wie-nennt-es-die-psychologie/umgang-mit-demenz
http://alzheimerforum.de/beratung.html
www.awo-pflegeberatung.de
www.demenz-anders-sehen.de
https://bdb.zqp.de/#/home

3.2.5 Gemeinwesen und Serviceleistungen

Betroffene und Angehörige können heute auf ein weites Netz an professionellen Dienstleistungen und offenen Freizeitangeboten zurückgreifen. Seniorenclubs, Mehrgenerationenhäuser und Vereine gibt es für jedes Interesse.
Manche Vereine sind für die Erkrankung durch ihre älter werdenden Mitglieder sensibilisiert, manchmal nehmen Betroffenen weiterhin an den Vereinsaktivitäten teil, ohne dass die Erkrankung thematisiert wird. Im Bereich der Dienstleistungen können viele Dinge delegiert werden: Fensterputzer, spezialisierte Urlaubsangebote, Lieferdienste für Lebensmittel, Wäsche, Fahrdienste und Mobilitätshelfer u.v.m stehen zur Verfügung, um den Alltag zu erleichtern oder Freiräume für die Betreuung zu ermöglichen. Häufig gibt es Probleme bei der Finanzierung dieser Hilfen, aber in manchen Regionen gibt es solche Unterstützung auch im Rahmen von Quartiers- oder Nachbarschaftstreffpunkten. Hier ist über ehrenamtliche oder nachbarschaftliche Helfer und eigene geldlose Ressourcen Entlastung möglich.

---

www.tauschringadressen.de oder www.tauschring.de/hauptseite.php
www.alzheimer-bw.de/hilfe-vor-ort/urlaubsangebote

3.2.6 Ambulante Krankenpflege

Ein ambulanter Pflegedienst hat die Aufgabe, eine ganzheitliche pflegerische Versorgung zu Hause zu gewährleisten. Zur sogenannten Grundpflege gehören hier alle Hilfen zu Verrichtungen des täglichen Lebens (z. B. Hilfe bei der Mobilität, Körperpflege, Nahrungsaufnahme). Hierzu zählen auch Leistungen im Bereich der Hauswirtschaft. Bei der Behandlungspflege (§37 SGB V) werden ärztlich verordnete Maßnahmen durchgeführt (z. B. Medikamente verabreichen, Verbände anlegen, Injektionen geben). Zu den Leistungen ist auch hier eine Zuzahlung zu leisten. Die ambulante Krankenpflege deckt mit ca. 17% den größten Teil der ambulant erbrachten Leistungen ab.

3.2.7 Ambulante psychiatrische Pflege

Grundsätzlich darf nur ein Facharzt psychiatrische Krankenpflege verordnen und es muss bereits eine fachärztliche Diagnose der Demenz vorliegen. Die Gesamtdauer der psychiatrischen Pflege ist auf vier Monate beschränkt. Für die Kostenübernahme durch die Krankenkasse muss ein ärztlicher Behandlungsplan eingereicht werden, der die wesentlichen Behandlungsziele und vorhandenen Fähigkeitsstörungen des Patienten beschreibt. Die ambulante psychiatrische Pflege soll sich an den individuellen sowie sozialen Ressourcen der Klienten orientieren und dabei grundsätzlich unter Einbezug der pflegenden Angehörigen arbeiten. Ihre Aufgaben können sein: die Unterstützung bei der

Bewältigung von Alltagsanforderungen wie z. B. beim Einkaufen, Kochen, Körperpflege, eine Tagesstruktur vermitteln oder eine frühzeitige Krisenintervention z. B. durch engmaschige Betreuungs- und Gesprächsangebote, Entspannungsübungen usw.

3.2.8 Pflegeversicherung (Tagespflege, Kurzzeitpflege, Verhinderungspflege, vollstationäre Pflege, Wohngemeinschaften, niedrigschwellige Angebote)

Die Einführung des „Gesetz zur sozialen Absicherung des Risikos der Pflegebedürftigkeit (Pflege-Versicherungsgesetz – PflegeVG [67])" 1995, mit den festgeschriebenen Ansprüchen auf eine ambulante Versorgung und dem Vorrang der Rehabilitation (§31 SGB XI) führte zum Aufbau einer komplexen Pflegelandschaft.

Mit dem gesetzlich beschriebenen Anspruch auf Tagespflege (§41 SGB XI), Kurzzeitpflege (§42 SGB XI), Verhinderungspflege (§39 SGB XI), vollstationäre Pflege (§43 SGB XI) sowie der Förderung von Wohngemeinschaften (§38a SGB XI) stehen dem Betroffenen und dem Angehörigen entscheidende institutionelle Bausteine für einen individuellen Hilfe-Mix zur Verfügung. Grundlage zur Nutzung dieser Angebote ist in der Regel, wenn man nicht privat zahlen möchte, ein Antrag auf Leistungen der Pflegeversicherung bei der zuständigen Pflegekasse. Auf den Antrag folgt eine Begutachtung durch den medizinischen Dienst der Krankenversicherung (MDK) oder Medicproof bei Privatversicherten und ein Bescheid über die Gewährung oder Ablehnung einer Pflegestufe.

Mit den entstandenen sogenannten niedrigschwelligen Angeboten für Betroffene mit erheblich eingeschränkter Alltagskompetenz (§45 SGB XI) – wie z. B. Betreuungsgruppen oder Alltagshelfer – wurden weitere Versorgungslücken geschlossen. Diese Angebote waren bisher speziell auf die Bedürfnisse von Menschen mit Demenz ausgerichtet und werden zukünftig offen für alle Pflegebedürftige sein. Auch hier sind die strukturellen Auswirkungen der neuen Reform von 2015 auf die Qualitätssicherung der Leistungen, insbesondere bei den Alltagshilfen im Bereich der Hauswirtschaft, noch nicht absehbar.

Die Qualitätsoffensive und Professionalisierung der Pflege hat dazu beigetragen, dass mehr Transparenz und Betreuungsqualität in allen Versorgungsbereichen vorzufinden sind. Die Einführung von jährlichen MDK-Qualitätsprüfungen in allen Pflegeeinrichtungen im Jahr 2011 hat die Pflegequalität weiter verbessert. Dies gilt insbesondere für Kriterien wie das Schmerzmanagement, die Medikamentengabe, den Umgang mit freiheitsentziehenden Maßnahmen, die Versorgung mit Essen und Getränken sowie die Körperpflege. Auch dies sind Aspekte, von denen Menschen mit Demenz jenseits von Betreuungskonzepten profitieren. Dennoch spiegeln die derzeitigen Pflegenoten nur Teilaspekte der Betreuung wieder. Sünderkamp und Weiß kommen in ihrer Studie zu dem Ergebnis, dass die Konzeption der Pflegenoten einer gründlichen Optimierung bedarf, um die Nützlichkeit für den Verbraucher zu erhöhen [68].

Nicht alle Versorgungsbausteine haben die gleiche Akzeptanz oder sie sind mit unrealistischen Vorurteilen behaftet. Aus einer Erhebung des Zentrums für Qualität in der Pflege (ZQP) von 2014 zum Thema „Gewalt" [69] wurde deutlich, dass nur rund ein Drittel der Befragten alte Menschen als Opfer von Gewalt sieht. Der Aspekt von Gewalt gegen demenziell Erkrankte zeigte ein noch sehr viel geringes Problembewusstsein bei den Befragten und offenbarte einen großen Aufklärungsbedarf zu diesem Thema. Bei den Maßnahmen zur Versorgung ruheloser, verwirrter hilfebedürftiger Menschen wurde der Einsatz von Gurten sehr klar abgelehnt. Es zeigte sich jedoch eine relativ hohe Akzeptanz technischer Hilfsmittel zur Überwachung. Diesen wird klar der Vorzug vor Medikamenten oder anderen Maßnahmen gegeben, welche die Bewegungsfreiheit der Personen einschränkt. Im Bereich der Gewaltprävention gegen Menschen mit Demenz im häuslichen, familiären Setting sowie in der professionellen Versorgung besteht großer Handlungsbedarf [70].

Laut einer Studie des Instituts für Demoskopie Allensbach (IfD) [71], in der über alle Alters- und Einkommensklassen aus Ost- und Westdeutschland 1.804 Bürger zu den Themen Qualität, Finanzierung und politische Relevanz des Pflegesystems befragt wurden, waren 71 % der Bürger der Meinung, dass das Thema Pflege in der Politik nicht den nötigen Stellenwert einnimmt. Das Vertrauen in die Leistungsfähigkeit der gesetzlichen Pflegeversicherung war gering. Nur 10 % der Befragten fühlten sich durch sie ausreichend abgesichert. Dem gegenüber standen 75 %, die befürchteten, im Pflegefall nicht genügend versorgt zu sein.

Die finanziellen Belastungen und Nöte von Betroffenen und ihren betreuenden Angehörigen sind mehrfach beschrieben worden [72]. Nicht jedes notwendige Pflegearrangement ist finanzierbar und nur in seltenen Fällen ohne Einbußen der Lebensqualität in anderen Bereichen umzusetzen. Das Vermögen der Betroffenen ist erheblich geringer als das von Personen ohne Pflegebedarf. Insbesondere alleinlebende Pflegebedürftige verfügen über geringe finanzielle Ressourcen, stellen zugleich aber über 40 % aller Pflegehaushalte dar. So sprechen sich auch 70 % der Deutschen laut einer repräsentativen Befragung im Auftrag der Stiftung Zentrum für Qualität in der Pflege dafür aus, dass mehr Geld zur Entlastung pflegender Angehöriger von demenziell Erkrankten bereitgestellt werden sollte.

Da das ursprüngliche Begutachtungsverfahren auf ein rein somatisches Pflegeverständnis gegründet war, wurden immer wieder Anpassungen und Reformen erforderlich, da Menschen mit Demenz vom Leistungsbezug in weiten Teilen ausgeschlossen waren. Seit 2015 ist nun das Pflegestärkungsgesetz II in Kraft, mit dem ein neuer Pflegebedürftigkeitsbegriff eingeführt wird [73].

Anstelle der drei Pflegestufen wird es ab 2017 fünf Pflegegrade geben. Entscheidend wird nun werden, ob der Pflegebedürftige sich noch selbst versorgen kann und wie mobil er ist. Zu den Kriterien, die unterschiedlich gewichtet werden, gehören zudem die kognitiven Fähigkeiten sowie bestimmte Verhaltensweisen und psychische Problemlagen. Mit dem neuen Begutachtungsverfahren entfällt das bisherige Zählen von Minuten zur Erreichung einer Pflegestufe. Die Pflegegrade eins bis drei gelten für geringe, erhebliche beziehungsweise schwere Beeinträchtigungen der Selbstständigkeit. Der Grad vier umfasst schwerste Beeinträchtigungen, bei Grad fünf kommen „besondere Anforderungen an die pflegerische Versorgung" hinzu. Die Überleitung aus der alten Einstufung erfolgt nach einem festen Schema.

Tab. 1: Überleitung von Pflegegraden aus den bisherigen drei Pflegestufen (Quelle: http://www.kv-media.de/pflegereform-2016 – 2017.php).

Von	Nach
Pflegestufe 0	Pflegegrad 2
Pflegestufe I	Pflegegrad 2
Pflegestufe I mit eingeschränkter Alltagskompetenz	Pflegegrad 3
Pflegestufe II	Pflegegrad 3
Pflegestufe II mit eingeschränkter Alltagskompetenz	Pflegegrad 4
Pflegestufe III	Pflegegrad 4
Pflegestufe III / Härtefall	Pflegegrad 5
Pflegestufe III mit eingeschränkter Alltagskompetenz	Pflegegrad 5

Ergibt die neue Begutachtung, dass eigentlich ein Pflegegrad herabgestuft werden müsste, soll es bei der vorherigen Einstufung im Rahmen des Bestandschutzes bleiben. Der neue Pflegebedürftigkeitsbegriff wird sich bei der Begutachtung von Menschen mit Demenz in der Praxis bewähren müssen. Voraussichtlich wird sich die Zahl der Leistungsbezieher mit einer Demenzerkrankung erhöhen und die Deutsche Alzheimer Gesellschaft e.V. ist zufrieden mit den Leistungsbesserungen durch die Reform. Die strukturellen Auswirkungen für Menschen mit Demenz sind heute in ihrer Fülle noch nicht absehbar. Die Qualitätssicherung im Bereich der Alltagshelfer und niedrigschwelligen Angebote wird unübersichtlicher. Die Möglichkeiten der Umwandlung von Sachleistungsbeträgen (§45 a SGB XI) in Betreuungsstunden der niedrigschwelligen Angebote wird bisher von Betroffenen und Angehörigen kaum genutzt. Insbesondere die auf ehrenamtliche Helfer basierenden Bereiche der Versorgung werden, in Anbetracht der gesamtgesellschaftlich gewachsenen Bedarfe an Bürgerengagement, auf dem Prüfstand stehen.

4 Diagnostik

Für die Diagnostik („Liegt ein dementielles Syndrom vor?"), aber auch für die Einschätzung des Schweregrades, die Bestimmung der Demenzform und die Differentialdiagnose sowie für die Planung der weiteren Behandlungsschritte ist ein sorgfältiges, leitliniengerechtes Vorgehen erforderlich, welches sowohl eine somatische als auch eine neuropsychologische Diagnostik beinhaltet. Im Folgenden werden die beiden diagnostischen Schritte ausführlicher dargestellt. Darüber hinaus diskutieren die Autoren in diesem Kapitel auch die Frage, wie eine geeignete Diagnosemitteilung ablaufen sollte.

4.1 Somatische Diagnostik

4.1.1 Grundlagen der diagnostischen Abklärung

Voraussetzung für die Differentialdiagnose der Demenz ist zunächst die allgemeine Diagnose einer demenziellen Erkrankung. Zur Unterscheidung auf Syndromebene ist an das Delir zu denken, das in erste Linie durch die Störung des Bewusstseins und der Aufmerksamkeit abgegrenzt werden kann. Von entscheidender Bedeutung ist für die Diagnose einer Demenz das Zeitkriterium von sechs Monaten, das ebenfalls die Abgrenzung zum Delir, aber auch zu vorübergehenden akuten Psychosen ermöglicht. Die Diagnostik erfordert eine eingehende Beurteilung des psychopathologischen und neuropsychologischen Bildes und des psychosozialen Umfelds. Zur Abgrenzung etwa einer vaskulären Demenz ist eine körperliche Untersuchung, insbesondere die neurologische Untersuchung, unumgänglich. Fokale neurologische Zeichen erfordern weitere diagnostische Schritte. Unabhängig vom körperlichen Befunden ist eine Abgrenzung zu sekundären Demenzen erforderlich. Hier ist in erster Linie zu denken an Demenzen in Folge von Vitaminmangelzuständen (Vitamin B 12, Folsäure), in Folge endokriner Erkrankungen (z. B. sowohl Hyper- als auch Hypothyreose) sowie Demenzen bei infektiösen Gehirnerkrankungen (z. B. Lues, HIV-Erkrankung). Weiterhin ist die Abgrenzung zum organisch amnestischen Syndrom bzw. einer Demenz alkoholtoxischer Genese erforderlich. Zusätzlich ist zum Ausschluss einer subduralen Blutung, eines Normaldruckhydrozephalus, oder raumfordernder Prozesse wie etwa dem Glioblastom oder multiplen Meningeomen, aber auch zur Graduierung der Hirnatrophie und zur Abgrenzung zur vaskulären Demenz ein bildgebendes Verfahren des Gehirns unerlässlich.

Bei der Differenzierung zur vaskulären Demenz ist neben dem Vorliegen fokaler neurologischer Symptome wie z. B. Lähmungen die Beurteilung des Verlaufs von zentraler Bedeutung. Während bei der Demenz vom Alzheimer-Typ ein schleichend fortschreitender Verlauf beschrieben wird, werden bei der vaskulären Demenz schubweise Verläufe beobachtet. Unerlässlich ist die Suche nach einer Ursache der vaskulären Demenz, also einer vaskulären Grunderkrankung, die laborchemisch und mittels apparativer internistischer Diagnostik erfolgen sollte. Als Hilfsmittel zur Differentialdiagnose haben sich auch Beurteilungsskalen, wie etwa die Hachinski-Skala [74] bewährt.

Die Differentialdiagnose zur Lewy-Körper Demenz liegt primär in der klinischen Manifestation mit fluktuierendem Verlauf, Halluzinationen und unterschwelligen Parkinsonsymptomen. Hier ist auch das frühe Auftreten einer Bewegungsstörung bei Gabe von Neuroleptika zu berücksichtigen. In der zerebralen Bildgebung zeigen sich Anzeichen einer frontal betonten Atrophie.

Die Abgrenzung der Demenz vom Alzheimer-Typ zur frontotemporalen Demenz kann ebenfalls durch frühe, oft subtile Persönlichkeitsveränderungen oder die charakteristischen Sprach- und Sprechstörungen erfolgen. Entscheidend ist hier jedoch der frühe Beginn im Alter von 45–65 Jahren. Angesichts lange fehlender kognitiver Defizite erfolgt eine diagnostische Abklärung oft erst dann, wenn schwere Sprach- oder Verhaltensstörungen auftreten.

4.1.2 Konkrete somatische Diagnostik

Unabdingbar ist die Abgrenzung sekundärer Demenzursachen mit einer Laboruntersuchung. In nationalen und internationalen Leitlinien werden Blutbild, Elektrolyte, Blutzucker und TSH als Standardparameter benannt. In der überwiegenden Zahl der Leitlinien werden zusätzlich CRP (oder Blutsenkung), Leber- und Nierenfunktionswerte sowie Vitamin B12 und Folsäure als Standardbestimmung angeführt. Für die Praxis hat sich folgendes Schema bewährt, das als Basisdiagnostik erfolgen muss:
- Blutbild, Blutsenkungsgeschwindigkeit
- Natrium, Kalium, Kalzium, Chlorid
- GOT, GPT, Gamma-GT, Bilirubin
- Lipide, Glukose, HbA1c
- Kreatinin, Harnstoff
- TSH
- Vitamin B12, Folsäure, Homozystein
- TPHA, HIV- und Borrelien-Screening
- Urin-Teststreifen.

Zur klinischen Beurteilung einer Demenz gehören immer auch bildgebende Befunde. Bildgebende Verfahren, insbesondere die zerebrale Magnetresonanztomographie (cMRT), geben entscheidende Hinweise auf die Diagnose und den Verlauf. Wenn

Kontraindikationen gegen ein MRT vorliegen (z. B. Metall im Körper, ausgeprägte Klaustrophobie), kann eine kraniale Computertomographie (cCT) erfolgen. Obgleich ein Normalbefund auch bei der Demenz vom Alzheimer-Typ vorliegen kann, sind doch Maße hippocampaler, insbesondere insulärer Atrophie oft als zusätzlicher Hinweis hilfreich. Dabei gelingt mit dem cMRT eine Spezifität von bis zu 80%, sofern Maße hippocampaler Atrophie zugrunde gelegt werden (vgl. Abb. 7). Magnetresonanztomographische Untersuchungen des entorhinalen Kortex weisen zudem eine hohe Sensitivität für die Demenz vom Alzheimer-Typ auf [75].

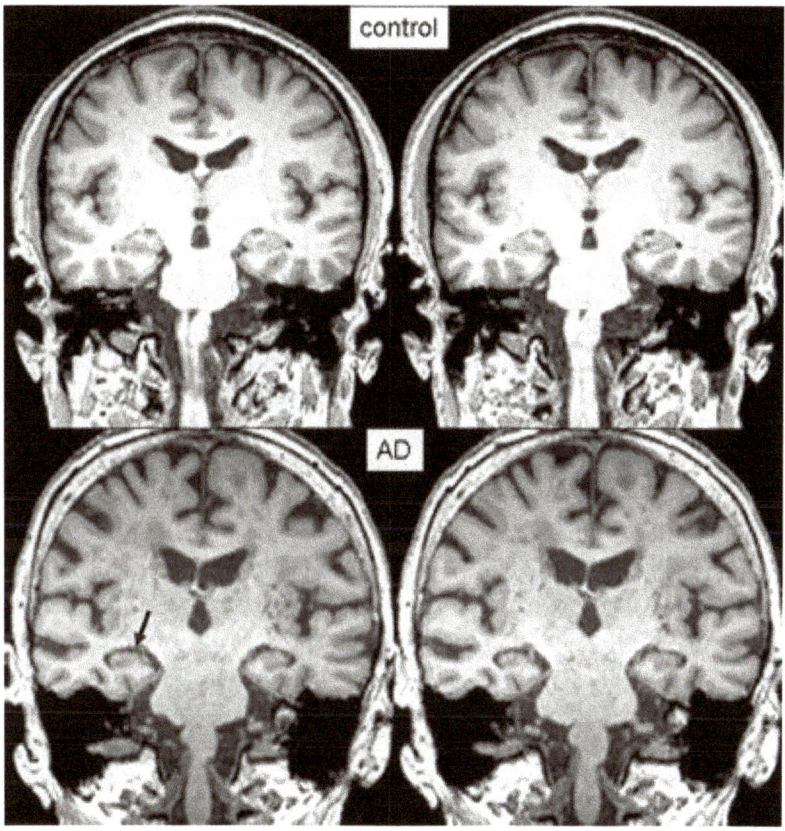

Abb. 7: Atrophie im Hippocampus bei der Alzheimer-Demenz (Pfeil). Die beiden oberen Bilder zeigen das Gehirn eines gesunden älteren Menschen (Quelle: http://neurosciencefundamentals.unsw.wiki spaces.net/file/view/image%201.jpg/448919134/400x410/image%201.jpg).

Die Nervenwasserpunktion (Liquordiagnostik) kann bei Verdacht auf eine entzündliche Gehirnerkrankung Klarheit liefern und sollte in diesen Fällen unbedingt durchgeführt werden. Zusätzlich kann eine Liquordiagnostik bei unklaren Fällen und Frühformen von Demenzerkrankungen, insbesondere im jüngeren Lebensalter, sinnvoll sein. Laborchemische Marker sind hier für die Alzheimer-Demenz erniedrigte Amyloidabbauprodukte bei gleichzeitig erhöhtem Tau-Protein im Liquor. Eine Unterscheidung einzelner Demenzformen ist nicht sicher möglich; der Nutzen der Diagnostik liegt für unklare Fälle in der Frage, ob eine Alzheimer-Demenz vorliegt oder nicht.

4.2 Neuropsychologische Diagnostik

4.2.1 Einführung

Die neuropsychologische Diagnostik ist ein zentraler Bestandteil der Demenzdiagnostik. Je nachdem wohin Betroffene sich wenden, wird diese unterschiedlich aufwendig ausfallen. Während Hausärzte in der Regel nur kurze Testverfahren mit eingeschränkter Aussagekraft durchführen, bieten Gedächtnissprechstunden sehr viel differenziertere Testungen an, welche zwar einen erhöhten zeitlichen Aufwand bedeuten, aber die Diagnose von Demenzen im Frühstadium erlauben und Hinweise auf die zugrunde liegende Demenzerkrankung (z. B. Alzheimer-Demenz) geben. Es muss jedoch betont werden, dass die Diagnose einer Demenzerkrankung nicht ausschließlich auf Basis der neuropsychologischen Untersuchung gestellt werden kann, sondern immer nur in der Zusammenschau der Gesamtdiagnostik. Andererseits nimmt die neuropsychologische Diagnostik innerhalb der Gesamtdiagnostik einen zentralen Stellenwert ein, da die Diagnose einer Demenz eine Syndromdiagnose ist. Dies bedeutet, dass zum aktuellen Zeitpunkt noch kein singulärer, nachweisbarer und eindeutiger Marker für das Vorliegen einer demenziellen Erkrankung existiert, der beim lebenden Patienten nachgewiesen werden kann. Die Demenzdiagnose fußt daher immer auf dem gemeinsamen Vorliegen spezifischer Kriterien. Nach ICD-10 zur Klassifikation psychischer Störungen [76] kann eine Demenzdiagnose dann gestellt werden, wenn neben einer Gedächtnisstörung mindestens eine weitere kognitive Störung nachgewiesen kann (was genau das sein kann wird im Folgenden noch dargelegt), bei unbeeinträchtigtem Bewusstsein. Darüber hinaus sollten diese Störungen mindestens seit sechs Monaten vorliegen. Der Nachweis dieser zur Diagnosestellung notwendigen kognitiven Einbußen ist hierbei zentrales Aufgabengebiet der Neuropsychologie. Im folgenden Kapitel soll deshalb zunächst differenzierter auf die Notwendigkeit und die spezifischen Aufgabengebiete der neuropsychologischen Untersuchung im Rahmen der Demenzdiagnostik eingegangen werden. Des Weiteren soll erörtert werden, welche Rahmenbedingungen erfüllt sein müssen, um eine sinnvolle Untersuchung durchzuführen und welche Qualifikationen ein Untersucher mitbringen sollte, um dann auf das Untersuchungssetting einzugehen. Schließlich soll ein Überblick über aktuelle Assessments und an der Demenzdiagnostik beteiligte Versorgungseinrichtungen gegeben werden.

4.2.2 Was ist eigentlich ein kognitives Defizit?

Unter dem Überbegriff Kognitionen (lateinisch: *cognoscere* – „erkennen", „erfahren", „kennenlernen") fallen verschiedene Unterfunktionen des Wahrnehmens und des Erkennens [77]. Hierzu gehören u. a. Aufmerksamkeit, Gedächtnis, Orientierung, Sprache, Lernen, Urteilsfähigkeit, planerisches Denken und Handeln, Kreativität, Abstraktionsvermögen etc. Zimbardo und Geering [78] beschreiben, dass der Begriff der Kognition an die Stelle der traditionellen Bezeichnung des „Geistigen" getreten sei. Unter einem kognitiven Defizit würden wir also eine zunächst nicht genauer spezifizierte Einschränkung eines oder mehrerer dieser Funktionsbereiche annehmen. Dies könnte z. B. ein Problem sein, sich an etwas Spezielles zu erinnern (z. B. Namen von vertrauten Menschen) oder sich wie gewohnt längere Zeit auf eine Aufgabe zu konzentrieren (z. B. mehrere Seiten in einem Buch lesen) oder konkrete Pläne für ein Vorhaben sinnvoll zu gestalten (z. B. einen Einkauf so zu planen, dass am Ende alles was benötigt wird in der entsprechenden Menge vorhanden ist).

Menschen, die an einer Demenz erkrankt sind, haben früher oder später Schwierigkeiten in meist mehreren kognitiven Bereichen. Dies hängt mit den (in Kapitel 2) beschriebenen Abbauprozessen im Gehirn zusammen, welche im Verlauf von demenziellen Erkrankungen nicht auf eine bestimmte Stelle im Gehirn lokalisiert sind, sondern wie z. B. bei der Alzheimer Demenz über verschiedenen Gehirnregionen hinweg stattfinden. Je nach Demenzart (z. B. frontotemporale Demenz, Alzheimer-Demenz) können dementsprechend verschiedene kognitive Funktionseinbußen bei den betroffenen Personen auftreten. Oder anders herum können von den jeweiligen Funktionseinbußen dann Rückschlüsse auf die jeweils zugrunde liegende Demenzerkrankungen gezogen werden.

Die Neuropsychologie als Unterdisziplin der Psychologie beschäftigt sich mit dem Zusammenhang von kognitiven Funktionen und den entsprechenden Gehirnregionen, bzw. mit der Frage wie sich spezifische Hirnschädigungen (durch Erkrankungen oder Unfälle etc.) auf die jeweiligen kognitiven Fähigkeiten auswirken. Ein berühmtes Beispiel für solche sogenannten „Läsionsstudien" stellt der Patient Henry Molaison (auch bekannt unter seinen Initialen H.M.) dar, welchem im Zuge der Behandlung einer schweren Epilepsie große Teile seines linken und rechten mittleren Seitenlappens entfernt wurden. In der Folge litt er unter einer ausgeprägten Gedächtnisstörung für die Abspeicherung von neuen Informationen in das Langzeitgedächtnis, einer sogenannten anterograden Amnesie. Das heißt, H.M. verfügte über eine Gedächtnisspanne von ca. 5 Minuten, danach vergaß er quasi alles, was er vor diesem Zeitraum erlebt hatte, zum Beispiel eine Begegnung mit seinem Arzt, den er nachdem er für wenige Minuten das Zimmer verließ nicht mehr wiedererkennen konnte. Seine Intelligenz, sein Sprachvermögen und andere kognitive Funktionen waren hingegen unbeeinträchtigt. Selbst spezifische Unterfunktionen des Gedächtnisses waren in weiten Teilen intakt. So zeigte er z. B. keine Einschränkungen darin, biographische Erinnerungen, die längere Zeit zurücklagen, abzurufen. Auch war sein sogenanntes prozedurales Gedächtnis, also das Gedächtnis für automatisierte Handlungsabläufe wie z. B. Autofahren oder Klavierspielen tadellos. Neue Erlebnisse oder Inhalte konnte er sich jedoch nicht mehr langfristig ins Gedächtnis eintragen [79]. Das spezifische kognitive Defizit, welches Molaison in Folge der Gehirnoperation aufwies, war also nicht eine generelle „Gedächtnisstörung", sondern die Unfähigkeit neue Inhalte dauerhaft im Langzeitgedächtnis abzuspeichern.

4.2.3 Indikation – Warum überhaupt neuropsychologisch testen?

Sowohl kurze Screeningstests als auch ausführliche neuropsychologische Untersuchungen sind für Patienten manchmal mit Stress und Ängsten verbunden und es stellt sich unter Umständen die Frage, ob nicht der klinische Eindruck des Arztes in der Zusammenschau mit den anamnestischen Angaben der Betroffenen und Angehörigen ausreicht, um eine diagnostische Einschätzung vorzunehmen. In Fällen von fortgeschrittenen, demenziellen Syndromen mit eindeutiger Klinik kann dies so zutreffen. Auch sind Indikationsgrenzen für Testungen zu beachten, auf die später noch eingegangen wird. Bei frühen Demenzstadien, einem hohen Ausgangsniveau im Hinblick auf die intellektuellen Fähigkeiten und/oder unklarer differentialdiagnostischer Einteilung sollte eine ausführliche Diagnostik der Hirnleistungsfunktionen erfolgen, um genaueren Aufschluss darüber zu geben, ob eine demenzielle Erkrankung vorliegt und um welche Form der Demenz es sich handelt (siehe hierzu auch die S3 Leitlinie Demenz). Diese spezifischen Informationen sind im Verlauf entscheidend für die Auswahl der Medikation, prognostische Aussagen, den generellen Verlauf der Erkrankung, aber auch für die Auswahl der Therapieoptionen und der psychosozialen Beratung/Anbindung.

Ivemeyer und Zerfaß [80] verweisen auf vier Hauptaufgaben, die sich für neuropsychologische Testung ergeben:
1. Früherkennung kognitiver Einbußen
2. Erfassung Schweregrad
3. Beitrag zur Differenzialdiagnose
4. Verlaufsbeobachtung

Dass eine **Früherkennung von demenziellen Syndromen** sinnvoll ist, kann mittlerweile als Konsens unter Diagnostikern und Behandlern bezeichnet werden. Auf die spezifischen Argumente für die Früherkennung, aber auch mögliche Ausschlusskriterien wird im Kapitel 4.3.1 vertieft eingegangen. Der Beitrag der neuropsychologischen Diagnostik zur Frühdiagnostik gründet unter anderem auf der Schwierigkeit, störungsspezifische Symptome per Blickdiagnose korrekt einzuschätzen, insbesondere in frühen Stadien demenzieller Erkrankungen. Fremdanamnestische Angaben von Angehörigen sind zwar von sehr hohem Wert für die Diagnosestellung und wenn möglich unbedingt einzuholen, aber auch hier kann es zu einer **Fehleinschätzung störungsspezifischer Symptome** kommen, da z. B. das problemlose Erinnern von weit zurück liegenden Ereignissen in der Kindheit als Hinweis für intakte Gedächtnisleistungen gewertet wird. Selbst neurologisch-psychiatrisch geschultes Personal schätzt per rein klinischem Eindruck die tatsächliche kognitive Leistungsfähigkeit von Patienten oft falsch ein [81] [82]. Doch wie steht es mit Selbsteinschätzung der Betroffenen? Mit Blick auf die Studienlange scheinen hier zwei Aspekte beachtenswert: zum einen ist festzustellen, dass der Zusammenhang zwischen subjektiv wahrgenommenen Gedächtnisdefiziten („subjective memory complaints") und der tatsächlichen, objektiven Gedächtnisleistung schwach ist [83] [84] und eher auf das Vorliegen von Depressionen oder Angststörungen verweist, als Vorhersagekraft für das Vorliegen eines demenziellen Syndroms zu besitzen. Dieser Befund begründet jedoch eher das Vorgehen, auch neurotische und affektive Störungen mit abzuklären als darauf, im diesem Fall auf eine neuropsychologische Testung zu verzichten. Dies gilt insbesondere bei Patienten mit einem hohen intellektuellen Ausgangsniveau, da die Klagen hier tatsächlich einen Vorhersagewert sogar bei Abwesenheit eines nachweisbaren kognitiven Defizits haben [85] [86]. Andererseits konnte auch beobachtet werden, dass insbesondere Menschen mit frühen Demenzen (d. h. vor dem 65. Lebensjahr erkrankte Personen) krankheitsbezogene kognitive Defizite auf andere Ursachen wie z. B. Streß oder Wechseljahre zurückführten [87]. Die neuropsychologische Diagnostik kann hier einen guten Beitrag leisten, da die Testprofile eine Unterscheidung zwischen solchen funktional bedingten und demenz-spezifischen Ergebnismustern erlauben.

Hinsichtlich des Verleugnens oder Nicht-wahrnehmens von bestehenden kognitiven Defiziten bei Betroffenen werden sowohl psychologische (z. B. Widerstand gegen Autonomieverlust, Angst vor Stigmatisierung), soziale (z. B. undifferenzierte Krankheitstheorie) als auch hirnorganische Faktoren (z. B. hirnorganisch bedingte Nicht-Einsicht in die Krankheit) diskutiert [88]. Zusammengefasst scheinen weder der klinische Eindruck, noch selbst- oder fremdanamnestische Angaben auszureichen, um insbesondere im Frühstadium valide Aussagen über das Vorliegen einer demenziellen Erkrankung treffen zu können.

Ein weiteres typisches Merkmal der Fehleinschätzung von Demenzsymptomen beruht auf der Annahme, dass Demenzerkrankungen in erster Linie Erkrankungen des Gedächtnisses sind. Wie im Kapitel 2 beschrieben, ist das Spektrum der Demenzerkrankungen jedoch vielfältig: die Alzheimer-Demenz stellt zwar mit 60% der diagnostizierten Demenzen die Häufigste dieser Erkrankungsformen dar, aber daneben gibt es eine Vielzahl weiterer Demenzen, die sich nicht nur in der organischen Entstehung von der Alzheimer-Demenz unterscheiden, sondern auch in ihren Auswirkungen auf die kognitive Leistungsfähigkeit. So ist das Leitsymptom der fronto-temporalen Demenz eine Veränderung der Persönlichkeit, während es bei der Lewy-Körper Demenz charakteristisch zu Schwankungen der kognitiven Leistungsfähigkeit sowie akustischen und visuellen, meist nächtlichen, Halluzinationen kommt. Gerade die Schwankungen bei der Lewy-Körper Demenz sind für Betroffene und Angehörige verwirrend. Aber auch an der Alzheimer-Demenz erkrankte Personen und Patienten mit vaskulären Demenzen haben gute und schlechte Tage, was zu der Annahme verführen kann, die Betroffenen seien nicht an einer Demenz erkrankt, da es hierbei ja zu einer stetigen Abnahme der Leistungsfähigkeit kommen müsse. Neuropsychologische Testverfahren zur Demenzdiagnostik sind meist so aufgebaut (siehe auch Abschnitt 4.2.5), dass sie verschiedene Untertests beinhalten, welche wiederum unterschiedliche kognitive Funktionen erfassen. Nach der Auswertung der Testergebnisse erhält der Neuropsychologe dann ein Profil der kognitiven Leistungsfähigkeit der getesteten Person (siehe auch Abb. 8). Zwar erlaubt die Analyse eines solchen Profils keine eindeutigen Rückschlüsse auf die zugrunde liegende Erkrankung, aber sie erlaubt die Formulierung von richtungsweisenden Hypothesen über mögliche Ursachen und ermöglicht die Aussage, ob die vorliegenden Beschwerden tatsächlich auffällig im Sinne eines krankheitswertigen Prozesses sind, also die objektive Feststellung eines kognitiven Defizits. Dies geschieht mit Hilfe von sogenannten Kennwerten, also statistischen Werten, die den Übergang von noch normalen Leistungen zu krankheitswertigen Leistungen markieren. Doch warum benötigt man überhaupt die Verwendung solcher Werte, um Einbußen zu beschreiben? Wie oben bereits erwähnt sind selbst erfahrene Kliniker nur unzureichend in der Lage, kognitive Einbußen korrekt einzuschätzen. Alleine bei der Einschätzung, wie viele Wörter sich ein gesunder 30-jähriger Mann von einer Liste mit 15 Wörtern merken können sollte, zeigt unsere praktische Erfahrung, dass dies von verschiedenen Personen völlig unterschiedlich eingeschätzt wird, was u. a. daran zu liegen scheint, dass die subjektiven Kriterien für eine „normale Gedächtnisleistung" stark voneinander abweichen [85] [89]. Man könnte sagen, es liegt eine **subjektive Verzerrung** vor. Dieser subjektiven Verzerrung begegnet die Neuropsychologie durch die Bildung von Normwerten, der sogenannten Standardisierung. Doch was heißt das? Wird z. B. ein neuropsychologisches Testverfahren entwickelt, um die Gedächtnisleistung von Menschen für sprachliche Inhalte zu testen, untersuchen die Testentwickler zunächst meist mehrere hundert Menschen mit diesem Testverfahren. Die hierbei erhobenen Daten werden dann nach verschiedenen Kriterien (z. B. Alter, Geschlecht, Bildungsstand) geordnet. Innerhalb dieser Kategorien werden dann Durchschnittswerte gebildet (z. B. Mittelwerte) so dass im Anschluss eine Aussage getroffen werden kann wie „ein 30-jähriger Mann mit mittlerem Bildungsschnitt sollte durchschnittlich sieben bis neun Wörter einer 15 teiligen Wortliste nach 30 Minuten wiedergeben können". Je nachdem, wie stark dann die Testwerte eines Betroffenen von diesem Durchschnittswert nach unten abweichen, kann von einem kognitiven Defizit gesprochen werden. Das Verfahren der Normierung erlaubt die Vergleichbarkeit von Testwerten und somit die Möglichkeit, objektive Aussagen über das Ausmaß, bzw. den Schweregrad der kognitiven Beeinträchtigung bei betroffenen Personen, zu treffen.

Darüber hinaus kann die Zusammenschau der verschiedenen kognitiven Einbußen im Profil hilfreich sein, um Hinweise auf die vorliegende Demenzart zu erhalten. Abbildung 8 zeigt ein kognitives Leistungsprofil aus der sogenannten CERAD-Testbatterie, welche häufig von Neuropsychologen zur differenzierten Diagnostik von demenziellen Syndromen verwendet wird. Wie bereits erwähnt, beinhaltet die CERAD-Batterie verschiedene Untertests z. B. zur flüssigen Ideenproduktion, zur Sprache, zum Lernen und Abruf von neuen Inhalten, den zeichnerischen Fähigkeiten. Die vorliegenden Daten stammen von einer 80-jährigen Patientin. Beim CERAD gilt, je negativer das Ergebnis, desto stärker betroffen ist der entsprechende kognitive Bereich. Bei Werten niedriger -1,28 gilt der Hinweis auf eine bereits leichtgradige Einbuße der jeweiligen kognitiven Funktion. Bei der Patientin in unserem Beispiel fällt nun auf, dass sie unter anderem beim sogenannten Wiedererkennen, beim Benennen von Wörtern (Boston Naming Test) und beim Abzeichnen normale Leistungen erbracht hat, während sie bei anderen Untertests – wie dem Lernen neuer Wörter – sehr schlecht abschnitt. Die Analyse eines solchen Profils ist beispielhaft für eine der häufigsten differentialdiagnostischen Fragestellungen in den Demenzdiagnostik, der Unterscheidung zwischen Depression und Demenz. Beide Erkrankungen ähneln sich frappierend im klinischen Bild und sind selbst für den erfahrenen Kliniker oft nicht auseinanderzuhalten. Auch Patienten mit Depressionen können nachweisbare Defizite in den Bereichen Lernen neuer Informationen, Aufmerksamkeit und Handlungsplanung zeigen. Andererseits gelingt es depressiven Patienten deutlich häufiger als Demenzpatienten, Figuren korrekt abzuzeichnen, Objekte zu benennen und Wörter einer gelernten Wortliste häufig problemlos wiedererkennen, wenn man sie ihnen zusammen mit unbekannten Wörtern vorlegt.

Der erfahrene Neuropsychologe würde daher diese Ergebnisse zusammen mit den Testwerten einer Depressionsskala betrachten und mit anamestischen Angaben ergänzen. Sollten dann auch aus ärztlich-klinischer Betrachtung Hinweise auf das Vorliegen einer Depression bestehen, könnte trotz der formalen Erfüllung der Kriterien zur Diagnose einer Demenz nach ICD-10 zunächst angenommen werden, dass die gefundenen Einbußen auf eine depressive Symptomatik zurück zu führen sind. Ein klassisches Vorgehen sähe dann zunächst eine antidepressive Behandlung mit Hilfe von Antidepressiva und Psychotherapie vor, sowie eine **Verlaufsdiagnostik,** wenn es zu einer Abnahme der depressiven Symptome gekommen ist.

Der Ausgangsgedanke ist hierbei, dass kognitive Defizite, die im Rahmen der Depressionssymptomatik auftreten, im Anschluss an eine erfolgreiche Depressionsbehandlung reduziert oder sogar ganz verschwunden sein sollten, während im Rahmen einer demenziellen Erkrankungen mit fortschreitendem Verlauf eine Zunahme der kognitiven Funktionseinbußen beobachtbar sein sollte. Darüber hinaus erlaubt die neuropsychologische Verlaufsdiagnostik auch Aussagen über den Verlauf (z. B. Erfassung des Schweregrads) demenzieller Erkrankung. Ein wichtiger Aspekt ist hierbei die Gewährleistung der Vergleichbarkeit der Testergebnisse zu den unterschiedlichen Testzeitpunkten, die u. a. die Benutzung von Testparallelversionen und die Berücksichtigung angemessener Zeitintervalle zwischen den Testungen beinhaltet, um aus-

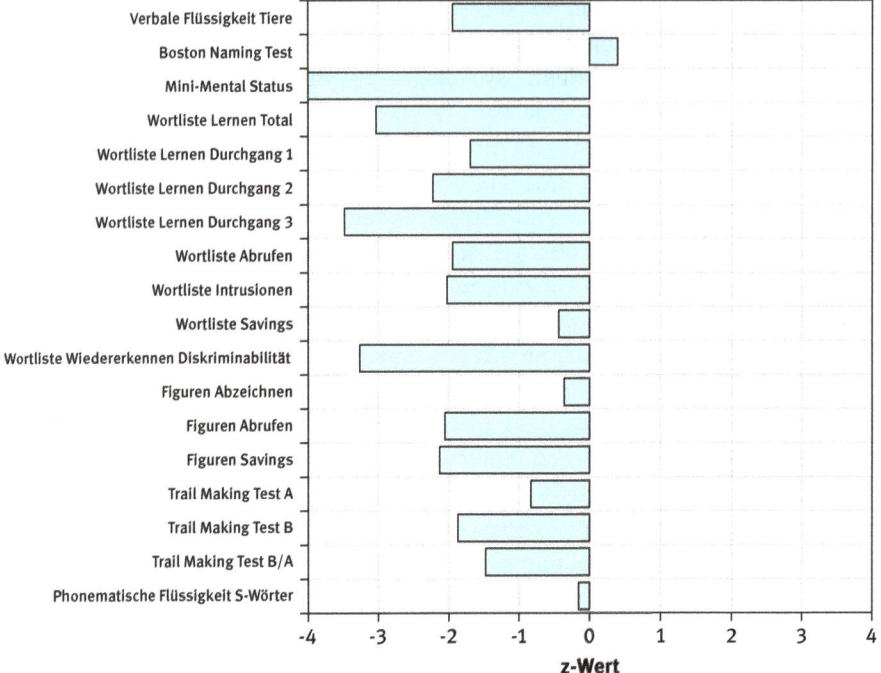

Abb. 8: CERAD-Profil einer 80-jährigen Demenzpatientin (A. Monsch)

zuschließen, dass eventuelle Verbesserungen in den Testleistungen auf Lerneffekte bei den Betroffenen zurückzuführen sind. Dies ist unter anderem wichtig, damit im Anschluss eine optimale Weiterbehandlung initiiert werden kann, welche neben der medikamentösen Einstellung der Patienten ebenso die Aufklärung und Unterstützung der Betroffenen und Angehörigen im Umgang mit der jeweiligen Erkrankung beinhaltet, als auch die Anbindung der Betroffenen an spezifische therapeutische Programme und die frühzeitige Regelung rechtlicher Angelegenheiten (siehe auch DEGAM Leitlinie Nr. 12 [90]).

4.2.4 Das neuropsychologische Untersuchungssetting – Rahmenbedingungen, Inhalte, Qualifikation und der neuropsychologische Befund

Das Flussdiagramm in Abbildung 9 zeigt den strukturierten Ablauf einer neuropsychologischen Untersuchung (S2-Leitlinie Diagnostik und Therapie von Aufmerksamkeitsstörungen bei neurologischen Erkrankungen [91]). Hier sind sowohl innere als auch äußere Störfaktoren unter dem Begriff der „Erfassung testbehindernder und ergebnisbeeinflussender Faktoren" zusammengefasst. Die Einhaltung dieses Kriteri-

4.2 Neuropsychologische Diagnostik — 43

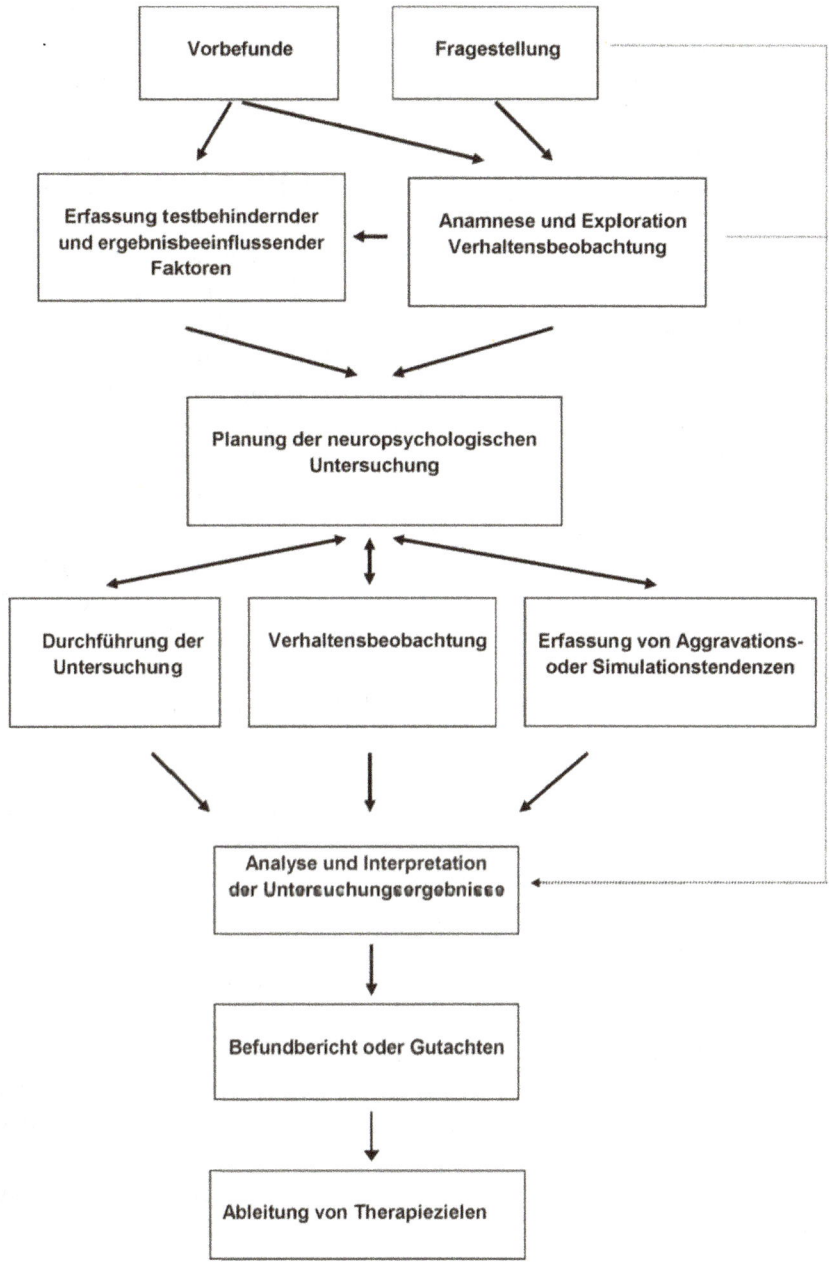

Abb. 9: Flussdiagramm zum Ablauf einer neuropsychologischen Diagnostik der Demenz (mit freundlicher Genehmigung von A. Sturm)

ums ist von hoher Bedeutung, da ansonsten eventuell in der Testung gefundenen Defzite nicht klar auf eine Grunderkrankung zurück zu führen sind. Das einleuchtendste Beispiel ist der Patient, der seine Brille vergessen hat und dies vor lauter

Aufregung oder aufgrund von Gedächtnisproblemen vergisst zu erwähnen. Eine Situation, die im diagnostischen Alltag nicht selten auftritt. Ein solcher Patient wäre unter Umständen und je nach Sehbeeinträchtigung nicht in der Lage, das präsentierte Testmaterial korrekt wahrzunehmen und würde dementsprechend zu visusbedingten Fehlern neigen, die im Anschluss bei der Auswertung aber den kognitiven Funktionsbereichen zugeordnet werden, in denen diese Fehler aufgetreten sind. Aber auch Lese-Rechtschreib-Schwächen bis hin zu Analphabetismus, Hörminderungen, sowie hoher Perfektionismus und ausgeprägte Misserfolgsängste können das Ergebnis der Testung signifikant beeinflussen und müssen von daher unbedingt im Vorfeld abgeklärt werden. Dies kann hinsichtlich der Leseleistung zum Beispiel ganz einfach durch das Abschreiben eines Satzes bzw. das laute Vorlesen eines Satzes gewährleistet werden. Einer hohen inneren Anspannung und Erwartungsangst kann wiederum durch eine freundliche, zugewandte und empathische Haltung begegnet werden, sowie durch eine konkrete Erfragung möglicher Sorgen, die bei Patienten mit subjektiven Gedächtniseinbußen unter anderem negative Zukunftserwartungen wie auch generelle „Entmündigungsbefürchtungen" mit Autonomieverlust beinhalten können. Im Hinblick auf die eigene Haltung ist es wichtig, sich bewusst zu machen, dass Verhaltensweisen wie Ablehnung der Testung aber auch Bagatellisierungen, Rationalisierungen und andere Widerstände nicht im Sinne eines Widerstandes gegen die Testung selbst zu werten, sondern meist Ausdruck von berechtigten und nachvollziehbaren Ängsten und Befürchtungen sind, die im Kontext mit der Sorge einhergehen, im Anschluss an die Testung eine Demenzdiagnose zu erhalten (siehe hierzu auch Wiest & Stechl [92]) [93] [94] [95].

Um zu gewährleisten, dass z. B. Defizite im Bereich der Konzentration/Aufmerksamkeit auf Ablenkung durch Geräusche oder andere Personen zurück zu führen sind, ist ein ruhiger Testraum und eine ruhige Testatmosphäre notwendig z. B. ohne die Anwesenheit Angehöriger oder Störungen durch Klinikpersonal. Während die Durchführung von Screeningtests (MMSE, MoCA) auch von testpsychologisch ungeschultem Personal durchgeführt werden kann, sollte im Fall einer weiterführenden, ausführlichen neuropsychologischen Testdiagnostik ein erfahrener Neuropsychologe für die Durchführung, Auswertung und Analyse verantwortlich sein. Die ausführliche neuropsychologische Untersuchung ist hypothesengeleitet und beinhaltet neben der konkreten Testdurchführung auch die im Sinne der Demenzdiagnostik relevante Anamnese und Exploration von z. B. Alltagseinschränkungen, dem soziokulturellen Hintergrund, des Bildungs- und Berufshintergrunds, aber auch eventuelle Testvorerfahrungen etc., um die hier gewonnenen Informationen zusammen mit einer genauen Verhaltensbeobachtung und den Testergebnissen in einen sinnvollen Gesamtzusammenhang zu bringen. Darüber hinaus läuft ein valider neuropsychologischer Untersuchungsplan z. B. zur ätiologischen Zuordnung der kognitiven Defizite hypothesengeleitet ab. Das heißt, der erfahrene Neuropsychologe kann anhand erster gewonnener Erkenntnisse (z. B. aus der Exploration oder der Ergebnisse aus den Kurztestverfahren) bereits Hypothesen über die wahrscheinlich gestörten kognitiven Funktionsbereiche ableiten und die entsprechenden Testverfahren zur Spezifizierung der Untersuchung heraussuchen. Ein solches Vorgehen, ebenso wie die fachmännische Analyse der Gesamtergebnisse, erfordert meist langjährige klinische Expertise und im besten Fall eine fundierte Ausbildung zum klinischen Neuropsychologen. In der Praxis werden neuropsychologische Testungen jedoch nicht selten durch z. B. psychologisch-technische Assistenten durchgeführt. In diesem Falle sollte jedoch (bei neuropsychologischen Fragestellungen über ein kognitives Kurzscreening hinaus) als Mindeststandard ein erfahrener neuropsychologisch geschulter Psychologe (z. B. Klinischer Neuropsychologe/Gesellschaft für Neuropsychologie – GNP) die Exploration und Anamnese, sowie die Befundung, Analyse und Therapiezielableitung durchführen.

Der neuropsychologische Befund wird je nach Einrichtung unterschiedlich lang ausfallen, sollte aber minimal Angaben zur Exploration/Anamnese enthalten, eine Auflistung der jeweiligen Testwerte sowie deren fachmännische Bewertung. Ergänzend kann eine Empfehlung für das weitere diagnostische und therapeutische neuropsychologische Procedere (z. B. Empfehlung für Verlaufsdiagnostik, Anbindung an spezifischen Therapieverfahren) etc. gegeben werden.

4.2.5 Das neuropsychologische Assessment zur Demenzdiagnostik

An dieser Stelle soll nur ein kurzer Überblick über die gängigen neuropsychologischen Testverfahren zur Demenzdiagnostik gegeben werden. Einen umfassenden Überblick hierzu geben Ivemeyer und Zerfaß. In der S3 Leitlinie „Demenz" werden kognitive Funktionen genannt, deren Ausprägung bei entsprechender Verdachtsdiagnose überprüft werden sollen (z. B. exekutive Funktionen bei Verdacht auf frontotemporale Demenz). Die Gesellschaft für Neuropsychologie empfiehlt in ihren Leitlinien darüber hinaus neben den Testverfahren auch Skalen zur Schweregradbeurteilung bzw. zur Erfassung der Alltagskompetenzen (z. B. die Global Deterioration Skala nach Reisberg [96]) einzusetzen, auch im Hinblick auf die Betroffenen- und Angehörigenberatung [97].

Da eine häufige differentialdiagnostische Überlegung die Abgrenzung von demenziellen Syndromen zu Depressionen beinhaltet, empfiehlt sich grundsätzlich, einen Depressionsfragebogen vor Durchführung der neuropsychologischen Testdiagnostik durchzuführen. Typische Fragebogen, die hierbei zum Einsatz kommen sind die geriatrische Depressionsskala (GDS [98]) sowie das Beck Depressionsinventar (BDI [99]). Die GDS gilt als besonders geeignet für ältere Menschen, da sie ein dichotomes Antwortmuster (ja/nein) beinhaltet. In der Praxis erlebt man jedoch, dass gerade diese Dichotomie für Irritationen sorgt („ich kann das jetzt nicht so klar beantworten"), so dass einige Gedächtnissprechstunden sogar dazu übergehen, beide Verfahren einzusetzen, um Aussagen über das Vorliegen einer depressiven Störung treffen zu können.

Screeningverfahren zur Erfassung kognitiver Beeinträchtigungen bei demenziellen Syndromen

Screeningverfahren zur Erfassung kognitiver Beeinträchtigungen eignen sich gut für die Durchführung in der hausärztlichen Praxis. Bevor sie durchgeführt werden, sollte das jeweilige Testpersonal sich ausführlich mit der jeweiligen Instruktion auseinandersetzen oder im besten Fall ein Training bei einem versierten Tester durchführen. Auch wenn die Testverfahren teilweise selbsterklärend wirken, gibt es wichtige Aspekte, die bei der Durchführung zu beachten sind, um nicht zu verzerrten Testergebnissen zu gelangen, die dann im schlimmsten Fall zu einer falschen Interpretation der Testergebnisse führen. So ist z. B. die Einhaltung der genauen Instruktion zu gewährleisten. Die gängigen Screeningverfahren bestehen (bis auf den Uhrentest) aus mehreren kurzen Untertests, die unterschiedliche kognitive Funktionen erfassen. Somit lassen sich, neben der Erstellung eines Gesamtwerts der Aussagen über das Vorliegen einer klinisch relevanten kognitiven Einschränkung, auch die ersten Vermutungen über das Profil der kognitiven Defizite stellen. Wir empfehlen grundsätzlich, einen Depressionsfragebogen zusammen mit dem kognitiven Kurzscreening durchzuführen. Hier bietet sich bei älteren Patienten die Geriatrische Depressionsskala (GDS).

Mini Mental Status Examination (MMSE, Folstein 1975)

Der MMSE [100] ist das wohl am häufigsten eingesetzte Screeningverfahren zur Erstdiagnostik von kognitiven Defiziten bei demenziellen Syndromen, wobei er insbesondere eine hohe Sensitivität für Demenzen vom Alzheimer-Typ aufweist. Er beinhaltet in der Originalversion zehn Untertests, die jeweils unterschiedliche kognitive Funktionen erfassen (z. B. Orientierung, Merkfähigkeit, Aufmerksamkeit etc.). Insgesamt können 30 Punkte erzielt werden. Es existieren verschiedene Klassifkationsschemata für den MMSE, die S3 Leitlinie Demenz schlägt jedoch vor, bei Werten von 20–26 Punkten von einer leichten, bei Werten zwischen 10–19 Punkten von einer moderaten/ mittelschweren und bei Werten von kleiner 10 erzielten Punkten von einer schweren Alzheimer-Demenz zu sprechen.

Eine häufige Kritik am MMSE besteht u. a. darin, dass er anfällig für unterschiedliche Bildungsniveaus ist und einen sogenannten Deckeneffekt aufweist. Das bedeutet, dass der Test für Personen mit hohem Bildungsniveau „zu leicht" ist, so dass sie trotz Vorliegen von kognitiven Defiziten unauffällige Testergebnisse im MMSE erzielen [101]. Der Test unterschätzt bis zu einem gewissen Grad also das Vorliegen kognitiver Defizite und eignet sich daher in erster Linie zur Detektion bereits fortgeschrittener, schwergradiger kognitiver Beeinträchtigungen. Bei Personen mit Verdacht auf eine Demenz im Frühstadium, insbesondere bei hohem Bildungsniveau, wird daher bereits ab einem MMST Punktwert von ≤ 27 eine weiterführende neuropsychologische Untersuchung empfohlen.

Seit 2010 kann man nun auch den MMSE 2 die in drei Versionen (Standardversion, Kurzversion und Langversion) beziehen. Hier wurden problematische Items ausgetauscht, darüber hinaus soll der Deckeneffekt in der Langversion minimiert sein. Der MMSE 2 ist, und seit einiger Zeit nun auch das Original, im Gegensatz zu anderen Testverfahren wie dem MoCA (s.u.) nur käuflich zu erwerben. Seit 2015 gibt es ihn kostenpflichtig auch als APP für IOS und Android Systeme.

Montreal Cognitive Assessment (MoCA, Nasreddine et al. [102])

Der MoCA ist im Vergleich zum MMSE ein noch relativ junges Screeningverfahren welches acht Untertests u.a. zum Gedächtnis, Aufmerksamkeit, Sprachvermögen, exekutiven Funktionen, Orientierung etc. beinhaltet. Darüber hinaus beinhaltet der MoCA auch den sogenannten Uhrentest in einer vereinfachten Version. Der Grenzwert für das Vorliegen einer kognitiven Beeinträchtigung liegt bei ≤ 26. Das Ergebnis wird hierbei an das Bildungsniveau angepasst, d.h. bei Menschen mit einem Bildungsgang unter 12 Jahren wird ein zusätzlicher Punkt auf das Ergebnis angerechnet.

Die Anforderungen an kognitive Leistungen sind insgesamt höher als beim MMSE (z.B. müssen hier fünf Wörter erinnert werden im Vergleich zu drei Wörtern beim MMSE), was eine deutlich höhere Sensitivität für die Entdeckung auch leichtgradiger kognitiver Funktionseinbußen beinhaltet [103]. Ein Vorteil des MoCAs besteht in seiner Verfügbarkeit. Auf der MoCA-Homepage (www.mocatest.org/paper-tests/moca-test-full) kann der Test in verschiedenen Versionen (z.B. Voll- und Miniversion, Parallelversionen zur Verlaufsbeurteilung) zum selbst ausdrucken inklusive ausführlicher Anleitung heruntergeladen werden.

Demenzdetektionstest (DemTect, Kalbe et al. [104])

Der DemTect beinhaltet Aufgaben u.a. zum Lernen, Gedächtnis, den Exekutivfunktionen und der Aufmerksamkeit. Er liegt in deutscher und englischer Sprache vor und weist ähnlich gute Sensitivitäts- und Spezifitätswerte auf wie der MMSE und der MoCA. Ein Vorteil besteht in der Möglichkeit, die Testwerte an das Alter der Testperson anzupassen (jünger bzw. älter 60 Jahre). Der DemTect gilt als sensitiv für die Erfassung von kognitiven Beeinträchtigungen bei verschiedenen Demenztypen (z.B. Alzheimer-Demenz, vaskuläre Demenz, Lewy-Körper-Demenz) und im Gegensatz zum MMSE auch zur Erfassung bereits leichter kognitiver Beeinträchtigungen [105].

Uhrentest (Auswertung nach Shulman [106])

Der Uhrentest hat sich ähnlich wie der MMSE erfolgreich als Screeningverfahren durchgesetzt. Der Test beinhaltet das Aufzeichnen einer Uhr inklusive Ziffernblatt und Zeiger zu einer spezifischen Uhrzeit (z.B. „10 nach 11"). Ausgewertet wird der Test zumeist nach dem Auswertungsverfahren nach Shulman, das eine Einschätzung der Testergebnisse in fünf Beeinträchtigungsgraden erlaubt. Einige Vorteile des Uhrentests bestehen in der kurzen Bearbeitungszeit (ca. 3 Minuten), der leichten Durchführbarkeit auch für nicht speziell ausgebildetes Personal sowie einer relativ hohen Bildungs-, Sprach-, und Kulturunabhängigkeit. Werheid [107] weist darauf hin, dass sich der Test aufgrund seiner hervorragenden Augenscheinvalidität gut zur „Kommunikation mit Fachfremden und Laien" eignet, wenn er auch eine unzureichende Sensitivität und Spezifität für Patienten mit Alzheimer-Demenz und leichtgradigen kognitiven Einbußen aufweist (siehe auch Ehreke et al. [108]).

Ausführliche neuropsychologische Testverfahren zur Erfassung demenzieller Syndrome

Es existieren verschiedene Verfahren zur ausführlichen Erfassung demenzspezifischer kognitiver Defizite, wobei es sich meist um Testbatterien handelt, die ähnlich wie einige der Screeningverfahren aus unterschiedlichen Untertests bestehen. Diese Testbatterien unterscheiden sich von den Screeningverfahren unter anderem im Schweregrad und Ausführlichkeit der jeweiligen Untertests und somit auch hinsichtlich der Sensivität zur Erfassung demenzspezifischer kognitiver Defizite. Beinhaltet die Wortliste des Mini Mental Status Test z. B. drei Wörter, sind es beim CERAD zehn Wörter, die in drei Durchgängen erlernt werden müssen. Dies erlaubt eine deutlich bessere Differenzierung der Testergebnisse und bietet somit eine höhere Sensitivität für die Diagnostik von beginnenden demenziellen Erkrankungen. Neben der unten ausführlicher vorgestellten CERAD Batterie existieren auf dem deutschen Markt weitere Verfahren wie z. B. der SIDAM (Strukturiertes Interview für die Diagnose einer Demenz [109]), das Nürnberger Altersinventar (NAI [110]) und die ADAS-COG (Alzheimer Disease Assessment Scale – Cognition [111]). Die ADAS-Cog scheint jedoch eher ungeeignet zur Diagnostik vor allem beginnender Demenzen, da einige der Untertests deutliche Deckeneffekte aufweisen [112]. Die CERAD Testbatterie (Consortium to establish a Registry for Alzheimer's Disease [113] [114]) beinhaltet ebenfalls mehrere Untertests zur Erfassung von kognitiven Defiziten, wie sie bei der Alzheimer-Demenz üblicherweise auftreten. Hierzu gehören in der CERAD Plus Version die Verbale Flüssigkeit, Benennen, Erlernen und Abrufen einer Wortliste, sowie die konstruktive Praxis (Kopie und Abruf von figuralem Material) und der Trail Making Test (Erfassung von kognitiver Verarbeitungsgeschwindigkeit und dem Befolgen flexiber Regelwechsel). Im Gegensatz zu den Screeningverfahren ist die CERAD Testbatterie alters- und bildungsnormiert (s. o.) und erlaubt darüber hinaus auch eine Schweregradeinteilung der mit der Batterie nachgewiesenen kognitiven Defizite (siehe Abbildung 8). Der CERAD hat sich aufgrund seiner hohen Sensitivität für beginnende Demenzen [115], aber auch aufgrund der guten Durchführbarkeit und Möglichkeit zur online-basierten Auswertung in vielen auf Demenzdiagnostik spezialisierten Einrichtungen durchgesetzt. Bei erweiterten differentialdiagnostischen Fragestellungen wird der versierte Neuropsychologe die Testbatterie mit Hilfe weiterer standardisierter Testverfahren ergänzen (z. B. weitere Tests zu exekutiven Funktionen bei Verdacht auf eine frontotemporale Demenz). Auf der Homepage der memory clinic Basel können sämtliche Testmaterialien sowie das Handbuch kostenlos herunter geladen werden. Auch können die mit Hilfe der Testbatterie erfassten Ergebnisse durch Fachpersonal online ausgewertet und gespeichert werden.

4.2.6 Bedeutung der neuropsychologischen Untersuchung für Therapie und Beratung

Neben den oben aufgeführten Indikationsaspekten, die für ausführliche neuropsychologische Untersuchungen sprechen, spielen natürlich die neuropsychologischen Testergebnisse auch für die Auswahl sinnvoller Anschlussbehandlungen eine Rolle.

Wie beschrieben ermöglicht eine ausführliche neuropsychologische Untersuchung die Erstellung eines kognitiven Leistungsprofils. Anhand eines solchen Profils können gezielte Aussagen darüber getroffen werden, in welchen kognitiven Funktionsbereichen Defizite vorliegen bzw. welche unbeeinträchtigt oder sogar überdurchschnittlich ausgeprägt sind. Wenn man sich zum Beispiel noch mal das im Abschnitt 4.2.3 abgebildete CERAD Profil der 80-jährigen Dame anschaut wird deutlich, dass sowohl im sprachlichen als auch im visuell-räumlichen Bereich ausgeprägte Gedächtnisdefizite vorliegen, während die Benennfähigkeit, die Informationsgeschwindigkeitsverarbeitung (TMT-A) sowie die zeichnerischen Fähigkeiten noch erhalten zu sein scheinen. Es herrscht mittlerweile Konsens darüber, dass ein Gedächtnistraining, welches auf die Verbesserung der beeinträchtigten Gedächtnisleistungen abzielt, in einem solchen Fall kontraindiziert ist. Vielen Betroffenen und Angehörigen erscheint ein gezieltes Gedächtnistraining jedoch zunächst sehr plausibel. Warum wird dies von Seiten der Experten abgelehnt? Die Antwort ist recht simpel: hirnorganische Schädigungen die im Rahmen von demenziellen Prozessen erworben worden sind irreversibel. Das bedeutet, egal wieviel und wie intensiv eine demenzerkrankte Person den Gedächtnisbereich auch trainieren mag, es wird hier nicht mehr zu Verbesserungen kommen. Im Gegenteil – ein klassisches kognitives Gedächtnistraining würde allenfalls zu einer Konfrontation mit den bestehenden Defiziten und somit zu Frustrationen führen. Das Wissen um die Irreversibilität einmal verlorener kognitiver Fähigkeiten hat daher dazu geführt, dass sinnvolle therapeutische Behandlungsprogramme ihren Fokus auf die Förderung von Selbstwirksamkeitserleben, Ressourcen, Kompensationsstrategien und insgesamt das Wohlbefinden des Betroffenen legen. Auch hierbei wird sich neuropsychologisches Wissen zunutze gemacht: wie im Abschnitt 2.1.1 beschrieben, besteht in den ersten Stadien der Alzheimer-Demenz (und auch bei dem CERAD Profil unserer 80-jährigen Dame) meist eine Gedächtnisstörung im Bereich der sogenannten Neugedächtnisbildung. Das heißt, neue Informationen können aufgrund der Hirnschädigung nicht mehr ins Langzeitgedächtnis eingetragen werden, sie werden vergessen. Das Erinnern von biographischen, insbesondere weiter zurück liegenden Gedächtnisinhalten ist hingegen häufig zu Beginn noch erhalten. Zur Absicherung kann dies neuropsychologisch mit erfasst werden. Unter diesen Umständen wäre eine Einbindung in ein biographisch orientiertes therapeutisches Format sinnvoll. Um auch hier Frustrationen zu vermeiden, sollte jedoch darauf geachtet werden, dass die Erfassung biographischer Inhalte unter der Prämisse eines offenen Erfragens erfolgt, so dass der Betroffene die Möglichkeit hat, über auch wirklich erhaltene Erinnerungen zu berichten und nicht in die Zwickmühle gerät, in einer Gruppensituation das „Gesicht zu verlieren". Mit Hilfe von Verlaufstestungen kann darüber hinaus der jeweilige kognitive Status dokumentiert und das therapeutische Setting entsprechend angepasst werden. So empfehlen auch die S3 Leitlinien den Einsatz biographischer Verfahren für Patienten in allen Demenzstadien, während sich die kognitive Stimulation eher für Patienten mit leichter bis moderater Demenz eignet. Kontrastierend wäre hingegen die Therapieplanung eines Betroffenen, dessen neuropsychologisches Profil in Zusammenschau mit den weiteren Befunden auf das Vorliegen einer frontotemporalen Demenz (FTD) verweist. Hier würde zunächst neuropsychologisch abgeklärt werden, welche Form der FTD vorliegt. Neben der frontalen Varianten Störungen des Sozialverhaltens, der Persönlichkeit und des Affekts vorliegen, findet man bei zwei weiteren Varianten vorrangig Störungen der Sprache (semantische und progressive Aphasie). Je nachdem um welche Variante der FTD es sich handelt, würde das entsprechende therapeutische Verfahren angepasst werden, wobei sich hier der Einsatz von ergotherapeutischen Maßnahmen bei allen Varianten der FTD als hilfreich heraus gestellt hat, während bei den Varianten semantische und progressive Aphasie zumindest im Anfangsstadium kompensatorische logopädagogische Therapien zum Einsatz kommen können. Bei allen Demenzformen empfiehlt es sich darüber hinaus, die Angehörigen in die Behandlung mit einzubeziehen. Dies kann über die gemeinsame Vermittlung von hilfreichen Kompensationsstrategien bis hin zu Entlastungsangeboten, aber auch der Schulung zum Umgang mit der Erkrankung im Alltag erfolgen. Auch hier hat sich die Hinzunahme neuropsychologischer Untersuchungsergebnisse als sehr fruchtbar erwiesen. Anhand des Leistungsprofils können hierbei zum einen konkrete kognitive Defizite mit Alltagsrelevanz erklärt und der Umgang mit diesen besprochen werden (z.B. Validationsstrategien im Umgang mit Gedächtnisdefiziten, siehe auch Abschnitt 6.1.8), aber auch deutlich gemacht werden, dass es sich bei den Ausfällen nicht um „Schusseligkeiten" oder gar böse Absichten seitens des Betroffenen handelt, sondern um hirnorganisch bedingte Ausfälle, deren der Betroffene nicht mehr willentlich handhabbar werden kann. Dies hat häufig entlastenden Charakter für die Angehörigen und somit auch indirekt für den Betroffenen und kann im Rahmen eines diagnostischen Aufklärungsgesprächs bereits zur Einleitung psychosozialer Hilfsangebote dienen (siehe auch Abschnitt 4.3). Im Kapitel 6 wird ein detaillierter Überblick über nichtmedikamentöse Therapie- und Beratungsangebote für Betroffene und Angehörige gegeben.

4.3 Die Diagnosemitteilung und Erstberatung

4.3.1 Diagnosemitteilung

Im vorhergehenden Abschnitt wurden bereits mit der Demenzdiagnose einhergehende Ängste und Befürchtungen bei den Betroffenen angesprochen. Neben der erstaunlichen Tatsache, dass viele Ärzte und auch Spezialsprechstunden gar nicht, unzureichend oder zumindest nur undifferenziert über Demenzdiagnosen aufklären (s. u.), ist auch die Art und Weise, wie und an wen Diagnosen mitgeteilt werden, Thema des nächsten Abschnitts. Denn obwohl mittlerweile Konsens darüber herrscht, Demenzdiagnosen möglichst früh zu stellen, scheint die Mitteilung dieser Diagnose oft noch tabuisiert und mit Ängsten und Befürchtungen nicht nur bei den Betroffenen, sondern auch beim behandelnden bzw. diagnostizierenden Personal einherzugehen. Diese Ängste sind, wie im Folgenden dargelegt, häufig unbegründet oder zumindest nicht ausreichend, um die Diagnose nicht zu stellen oder zu bagatellisieren. Unter Berücksichtigung einer entsprechenden Haltung dem Patienten gegenüber, sowie einer mitfühlenden und realistischen, Perspektiven öffnenden Gesprächsführung können sowohl auf Behandler- als auch auf Betroffenenseite Ängste und Sorgen abgebaut und bereits der Grundstein zu einer konstruktiven Behandlungsplanerstellung und Zukunftsplanung gelegt werden.

Einige Fakten zur Aufklärungspraxis

Die ersten Auseinandersetzungen mit der Fragestellung, ob und wie Patienten über eine potentiell schwerwiegende Erkrankung aufgeklärt werden sollten, stammen aus der Krebsforschung. Während in den 1960er Jahren noch ca. 90 % der Allgemeinmediziner ihren Patienten eine Krebsdiagnose vorenthielten, verweisen aktuelle Zahlen darauf, dass heutzutage die große Mehrheit eine Diagnosemitteilung befürwortet [116]. Doch wie kam es zu diesem drastischen Wandel? Ein wichtige Rolle spielten hierbei Studien die aufdeckten, dass die meisten Patienten über die Diagnose aufgeklärt werden wollten und potentielle Befürchtungen der Mediziner wie z. B. eine Zunahme depressiver Störungen oder sogar vermehrte Suizide in Folge der Diagnosemitteilung widerlegten.

Im Bereich der Diagnosemitteilung hinsichtlich Demenzerkrankungen sieht die aktuelle Aufklärungspraxis hingegen noch düster aus. Studien, die sich mit diesem Thema auseinandersetzen, belegen, dass unter Allgemeinmedizinern teilweise nur ein Drittel der befragten Ärzte angaben, ihre Patienten über eine Demenzdiagnose aufzuklären, obwohl die meisten von ihnen (bis zu 88 %) dies als ihre Aufgabe ansehen und gleichsam angaben, selber aufgeklärt werden zu wollen, sollten sie an einer demenziellen Erkrankung leiden [117]. Ein Einflussfaktor auf die Aufklärungspraxis scheint der Spezialisierungsgrad der Einrichtung zu sein. So klären spezialisierte Gedächtnissprechstunden je nach dem Informationsbedürfnis des Patienten auf. Dass Patienten aus der hausärztlichen Praxis heraus an einen Facharzt oder auf Gedächtnisstörungen spezialisierte Einrichtung überwiesen werden scheint jedoch eher die Ausnahme als die Regel zu sein.

Um die Aufklärungspraxis im Bereich der Demenzdiagnostik zu ändern ist es zunächst wichtig zu verstehen, was die Gründe sind, aus denen die Entscheidung seitens der Mediziner getroffen wird, eine Demenzdiagnose zurück zu halten, zu verharmlosen oder sie zu verklausulieren. Die Autoren einer flämischen Studie, an der 521 Allgemeinmediziner teilnahmen, lieferte folgendes Bild: 36 % der Mediziner klärten ihre Patienten in der Regel auf, während 37 % angaben, dies selten oder nie zu tun. Bei der Titulierung der Diagnose benutzen nur 20 % den konkreten Begriff „Alzheimer-Krankheit". Termini die stattdessen gewählt wurden waren u. a. „Gedächtnisstörung", „Demenz", und „Vergesslichkeit". Als Gründe für das nicht-mitteilen oder die Verklausulierung wurden Katastrophenreaktionen und Hoffnungslosigkeit auf Seiten der Patienten sowie depressive Reaktionen genannt [118]. Andere Autoren fanden darüber hinaus, dass weitere Hinderungsgründe in der Annahme bestanden der Betroffene wolle die Diagnose gar nicht wissen, könne sie aufgrund der kognitiven Einschränkung gar nicht verstehen und/oder behalten sowie Befürchtungen, dass es zu einer Einschränkung von Versicherungsleistungen kommen könnte. Aspekte, welche die Person des Arztes betreffen, waren unter anderem die diagnostische (Un-)sicherheit, der Spezialisierungsgrad sowie das Alter und der Erfahrungsgrad des Mediziners [119] [120]. Als nächstes stellt sich die Frage, ob die Befürchtungen, die zu den niedrigen Aufklärungsraten im Bereich der Demenzdiagnostik führen, gerechtfertigt sind, oder ob es sich weitestgehend um haltlose Annahmen handelt, die kein Korrelat in der Realität finden.

Der entscheidenste Punkt ist sicherlich die Überprüfung der Annahme, dass Betroffene nicht über eine Demenzdiagnose informiert werden wollen. Je nach Studie schwanken die Angaben darüber, ob man über eine solche Diagnose erhalten wolle, zwischen 80 % und 97 % (siehe auch Übersichtsarbeit von C. Au). Begründet wurde dieser Wunsch unter anderem mit der Möglichkeit der Zukunftsplanung, der Regelung von Familienangelegenheiten, der Möglichkeit eine zweite Meinung einzuholen und dem Wunsch noch mal zu verreisen. Carpenter und Dave [121] verweisen darüber hinaus darauf, dass eine offene Aufklärungspraxis dem Patienten die Möglichkeit gibt, über seine Befürchtungen zu sprechen. Ein weiterer oft genannter Aspekt in Bezug auf die Zurückhaltung der Diagnose bezieht sich auf die Sorge, der Betroffene könne im Anschluss an die Diagnose depressiv werden, Ängste entwickeln und sich das Leben nehmen. Und tatsächlich scheint dies zumindest für die erste Reaktion auf die Diagnose zuzutreffen [122] [123]. Die Auswirkungen beinhalteten Depressionen, Angst, Ärger und Schock. Das Menschen auf die Mitteilung, sie seien an einer Demenz erkrankt, unter Umständen heftig reagieren (es gibt auch durchaus Personen die von Erleichterung berichten, da sie nun endlich die Ursache ihrer Probleme kennen) verwundert nicht.

Interessanterweise verarbeiten die meisten Betroffenen die Diagnose aber über die Zeit hinweg erstaunlich gut und entwickeln funktionale Copingstrategien im Umgang mit den Symptomen. So konnten in einer Follow-up Studie mit an Demenz erkrankten Menschen ein Jahr nach Diagnosestellung keine Zunahme der depressiven Symptome festgestellt werden und es hatte sich auch keiner der an der Studie Beteiligten das Leben genommen [124]. Cornelia Au berichtet von einer niederländischen Studie, in der Patienten und Angehörige zwei Wochen und zwölf Wochen nach Diagnosestellung interviewt wurden. Hierbei scheint die Vorahnung deutliche Einfluss auf die Reaktion auf die Diagnosestellung zu haben. Geschockt scheinen Personen, die überhaupt nicht mit der Diagnose gerechnet haben, während die meisten bereits eine Ahnung hatten und sich in Folge bestätigt fühlten. Bereits nach zwölf Wochen befand sich ein Teil der Betroffenen bereits im Coping-Prozess und in der aktiven Gestaltung der Lebensumstände, so dass die Autorin schlussfolgert, dass die Diagnosemitteilung der „Schlüsselmoment zur psychosozialen Unterstützung" sei.

An dieser Stelle wird auch schon deutlich, dass vor der diagnostischen Aufklärung eine Abklärung erfolgen sollte, ob bereits eine Vorahnung vorliegt oder die Person im Gegenteil sogar davon überzeugt ist, völlig gesund zu sein. Die Befürchtung, dass die Aufklärung über eine Demenzdiagnose zu einer heftigen psychischen Reaktion führen kann, ist insofern berechtigt, als dass es verständlicherweise bei einigen Personen, insbesondere wenn sie von der Mitteilung völlig überrascht werden, zu einer negativen affektiven Reaktion kommt. Diese scheint ähnliche Qualitäten zu haben wie eine Verlustreaktion, die im ersten Stadium auch durch Schockzustände und emotionale Taubheit gekennzeichnet ist, langfristig von den meisten Menschen aber angemessen verarbeitet werden kann. Lee et al. [125] berichten, dass die heftigen Affekte nach einer Periode von einem bis sechs Monaten abklingen und durch Strategien wie Normalisierung und Akzeptanz neutralisiert werden. Erst durch die Konfrontation mit der Diagnose wird eine Art Trauerprozess, bei der die verloren gegangenen Fähigkeiten aktiv von Betroffenen und Angehörigen betrauert werden, eingeleitet. Lee gibt sogar an, dass alle Patienten, die sich an Diagnose erinnern konnten, froh waren, eine Diagnose erhalten zu haben (im Schnitt 2,3 Jahre vorher). Sie gaben unter anderem an, sich ihr Verhalten so besser erklären zu können und entsprechende Strategien im Umgang damit zu entwickeln (z. B. *„wenn Du akzeptiert hast, dass du Dinge an komischen Orten hinlegen wirst, wirst Du dementsprechend auch an komischen Orten nach Dingen suchen"*). Man könnte also folgern, dass die Vorenthaltung der Demenzdiagnose verhindert, dass wichtige Copingprozesse initiiert und psychosoziale Unterstützung aktiviert werden.

Wir halten also fest, dass die Mehrzahl der Menschen über eine Demenzdiagnose aufgeklärt werden wollen und diese auch konstruktiv verarbeiten können. Wie steht es aber mit dem Argument der diagnostischen Unsicherheit? Hier kann darauf verwiesen werden, dass trotz der Tatsache, dass eine eindeutige Klärung nur postmortem vorgenommen werden kann, die diagnostische Einschätzung heutzutage auch im Frühstadium mit einer sehr hohen Präzision vorgenommen werden kann. Bei diagnostischer Unsicherheit kann der betroffene Mediziner daher auf Fachärzte und spezialisierte Einrichtungen wie Gedächtnissprechstunden verweisen, die eine hohe diagnostische Sicherheit bieten und kompetent diagnostische Aufklärungsgespräche anbieten können. Im Folgenden werden konkrete Strategien der Gesprächsführung beim diagnostischen Aufklärungsgespräch sowie allgemeine Aspekte, die bei der Planung eines solchen Gesprächs beachtet werden sollten, behandelt.

Die Mitteilung der Diagnose

Die Diagnose der Demenz sollte so früh wie möglich gestellt werden, um so möglichst frühzeitig eine Behandlung mit antidementiven Medikamenten zu initiieren. Weiterhin verfügen an Demenz erkrankte Menschen in den frühen Stadien noch über ausreichende Selbstreflexion und Einsichtsfähigkeit, so dass familiäre und rechtliche Angelegenheiten geklärt und gemeinsame Trauerprozesse eingeleitet werden können. Dennoch ist die Prämisse der diagnostischen Aufklärung nicht obligat, sondern es gilt das Recht auf Nicht-Wissen des Patienten zu wahren bzw. zu überprüfen, ob die betroffene Person überhaupt aufgeklärt werden will. Die fehlende Krankheitseinsicht und der fehlende Wille, diagnostisch aufgeklärt zu werden kann sowohl hirnorganisch als auch psychoreaktiv begründet sein. Im ersteren Fall spricht man von einer sogenannten Anosognosie, einer krankhaft begründeten Unfähigkeit zu erkennen, dass man erkrankt ist, die sogar bei erblindeten und halbseitig gelähmten Personen auftritt. Die fehlende Krankheitseinsicht in frühen Demenzstadien scheint jedoch meist Ausdruck einer Selbstschutzfunktion zu sein, die aus Sicht des Betroffenen dann zu diesem Zeitpunkt notwendig ist und unter anderem Widerstand gegen Stigmatisierung und Verteidigung der Autonomie widerspiegelt sowie emotionsregulierend und selbstwertstabilisierend wirkt. Doch wie überprüft der Kliniker, ob der Betroffene aufgeklärt werden möchte oder nicht? Was gilt es zu beachten?

Lämmler et al. stellen eine Reihe ethischer Probleme voran, mit denen der Kliniker sich unter Umständen konfrontiert sieht: „er soll ehrlich sein ohne Schaden anzurichten, muss die Autonomie des Patienten respektieren wird aber auch die Bedürfnisse der betreuenden Angehörigen mit einbeziehen müssen". Es werden drei Szenarien hinsichtlich der Frage, ob der Patient aufgeklärt werden will und ob die Angehörigen dabei sein sollten, identifiziert:

1. Patient und Angehöriger stimmen einer gemeinsamen Aufklärung zu.
2. Der Patient lehnt die Aufklärung ab. In diesem Fall wird erbeten, die Diagnose mit einem Angehörigen zu besprechen. In jedem Fall wird dem Patienten eine antidementive Behandlung angeboten.
3. Der Patient wünscht die Aufklärung, die Angehörigen lehnen dies ab. Auch hier wird ein klärendes gemeinsames Gespräch vorgeschlagen mit dem Ziel, eventuelle Befürchtungen der Angehörigen zu erfragen und gegebenenfalls zu reduzieren.

Sollte, was selten vorkommt, der Betroffene die Anwesenheit eines Angehörigen ablehnen, so gilt, dass der Wille des Patienten Vorrang hat. Tatsächlich wünschen sich die meisten Patienten jedoch, dass die Angehörigen bei der Diagnosemitteilung zu-

4.3 Die Diagnosemitteilung und Erstberatung

gegen sind. Hilfreiche und konkrete Anweisungen, wie die Einstellung des Betroffenen diese Fragen betreffend erfragt werden kann, liefern „Leitfäden zur Mitteilung schwerwiegender Befunde und Diagnosen" zum Beispiel des Universitätsklinikums Tübingen [126]. Hier wird empfohlen, zunächst mit Hilfe von Fragen wie *„Es gibt Patienten die wollen alles wissen, andere nicht. Zu welcher Gruppe gehören Sie?"* oder *„Wenn alle Befunde vorliegen, informieren wir unsere Patienten gewöhnlich offen. Sind Sie mit diesem Vorgehen einverstanden?"* abzuklären, ob der Patient aufgeklärt werden will (siehe auch Tabelle 2). Die Diagnose selbst wird in der Praxis von Ärzten gestellt, in Einrichtungen wie Gedächtnissprechstunden empfehlen Lämmler et al. die Aufklärung durch das diagnostische Team (z. B. Arzt/Sozialarbeiter oder Arzt/Psychologe), wobei natürlich darauf geachtet werden sollte, dass nicht zu viele Personen an der Mitteilung beteiligt sind und die Person, zu der das größte Vertrauen besteht, anwesend ist. Selbstverständlich ist, dass sich genügend Zeit für das Gespräch genommen werden und es möglichst nicht am Abend stattfinden sollte, so dass der Betroffene noch Zeit hat, die Informationen zu verarbeiten. Sollten Patient und Angehöriger mit der gemeinsamen Diagnosestellung einverstanden sein, ist als nächstes das Überprüfen des Vorwissens ratsam. Hierzu gehört die Frage, ob bereits ein Verdacht seitens des Betroffenen vorliegt und wenn ja, wie konkret dieser ist. Eine mögliche Frage könnte hier lauten: *„Sie hatten erwähnt, dass sie in letzter Zeit häufig Dinge verlegen und nicht mehr wieder finden. Haben Sie eine Idee, worauf dies zurück zu führen sein könnte?"*. Je nachdem wie konkret der Betroffene sich schon Gedanken dazu gemacht hat, kann dann in das eigentliche Aufklärungsgespräch eingestiegen werden. Hinweise für vage Vorstellungen über die zugrundeliegende Erkrankung können zum Beispiel Aussagen darüber sein, die Gedächtnisbeschwerden seien auf das Alter zurück zu führen und doch ganz normal.

Aus unserer Sicht hat es sich bewährt zunächst noch einmal auf die im klinischen Gespräch erhobenen anamnestischen Informationen einzugehen, die den Betroffenen bewogen haben, sich zur Diagnostik vorzustellen, um im Anschluss alle relevanten erhobenen Befunde zu besprechen (z. B. Biomarker, Ergebnis der neuropsychologischen Testung, Bildgebung etc.). Wenn möglich sollte dem Betroffenen und dem Angehörigen dabei auch Material gezeigt werden, z. B. das neuropsychologische Profil und die Aufnahme der Bildgebung. Da die Patienten oft angespannt sind, sollten kurze markante Sätze verwendet werden, die gut behalten werden können. Auf die Verwendung von „Ärztelatein" sollte verzichtet werden (z. B. „Hirnvolumenminderung" statt „Atrophie"). Durch Nachfragen kann immer wieder rückversichert werden, dass die entsprechenden Informationen verstanden wurden und ob noch Fragen hierzu bestehen. Besonders wichtig erscheint es, die noch erhaltenen Fähigkeiten (und evtl. Gehirnregionen) zu betonen. Hiermit begegnet man möglichen Altersstereotypen, die im Kontext der Demenzdiagnose Bilder von Patienten in fortgeschrittenen Demenzstadien aktivieren und somit Befürchtungen auslösen, „zu nichts mehr in der Lage zu sein" und die Selbstständigkeit zu verlieren. Im Anschluss an die Befundbesprechung geht es dann um die Frage, wie konkret die Diagnose formuliert wird. Lämmler et al. verweisen darauf, dass die „Alzheimer-Demenz" besonders gefürchtet ist. Sollte aus

Tab. 2: Übersicht über häufige Ursachen für Nicht-mitteilen einer Demenzdiagnose im Vergleich zur tatsächlichen aktuellen Evidenz, sowie Interventionsempfehlungen zur Verbesserung der Aufklärungspraxis.

Ursache der Nicht-Mitteilung	Evidenz	Intervention
Annahme, dass Patient Diagnose nicht wissen möchte	80–90% möchten über Diagnose informiert werden. Frühzeitige Mitteilung erlaubt rechtzeitige Klärung relevanter Angelegenheiten sowie die Verarbeitung der Diagnose mit Hilfe von funktionalen Copingstrategien.	Diagnosemitteilung nach ethischen Prinzipien Einstellung zur Aufklärung erfragen (vor Befunderhebung) Vorahnung erfassen Recht auf Nicht-Wissen beachten
Depression/Suizid befürchtet	Kurzfristig können negative Affekte auftreten, langfristig entwickeln Mehrzahl funktionale Coping-Strategien. Es existieren keine Berichte über Suizide in Folge der Diagnosemitteilung.	Affektiven Status überprüfen Art der diagnostischen Aufklärung anpassen Hilfsangebote machen (z. B. Psychotherapie)
Annahme, dass Einsichtsfähigkeit nicht gegeben ist, bzw. Diagnose nicht verstanden würde	Einsichtsfähigkeit zu Beginn der Erkrankung meist gegeben. Die Mehrzahl der Betroffenen wünscht sich, dass Angehörige anwesend sind.	Abklärung Schweregrad der Erkrankung bei Befunderhebung Bei deutlich fortgeschrittener Demenz Einbindung von Angehörigen in Aufklärung Einfache Wortwahl, wichtige Befunde wiederholen, schriftliche Fixierung der Befunde
Diagnostische Unsicherheit/Ausbildung des Klinikers im Demenzbereich	Diagnostische Sicherheit steigt mit Grad der Spezialisierung	Bei diagnostischer Unsicherheit und Unerfahrenheit mit Diagnose: Vermittlung des Betroffenen an Facharzt oder spezialisierte Einrichtung wie z. B. Gedächtnissprechstunde Absicherung der Diagnose durch Verlaufsdiagnostik
Generell negative Einstellung zur Frühdiagnostik	Expertenkonsens und Leitlinienempfehlung befürworten Frühdiagnostik. Gründe hierfür sind u. a. frühzeitige Medikation, Klärung wichtiger Angelegenheiten, Bahnung psychosozialer Unterstützung etc.	Präventions- und Informationsmaßnahmen zur Aufklärung zur Frühdiagnostik z. B. bei Allgemeinmedizinern Wahrung ethischer Grundprinzipien durch Abklärung ob Diagnose erwünscht und ob Diagnose Schaden anrichten könnte

diagnostischer Sicht die Diagnose weitestgehend gesichert sein, sollte dies offen besprochen werden. Eine mögliche Aussage wäre zum Beispiel „in der Zusammenschau der Befunde und ihren Angaben sind ihre Einbußen am ehesten mit einer Alzheimer-Demenz vereinbar"). Lämmler weist darauf hin, die Anwesenden über das Prinzip der Ausschlussdiagnostik aufzuklären. Auch sollte insbesondere bei beginnenen Demenzen darauf verwiesen werden, dass eine Verlaufsdiagnostik zur vollständigen Absicherung notwendig ist. Aus unserer Sicht kann im Anschluss schon ein Ausblick auf die vielfältigen Behandlungs- und Unterstützungsoptionen gegeben werden, jedoch vordergründig mit dem Ziel Hoffnung zu fördern. Viele Betroffene und Angehörige befinden sich nach der Diagnosemitteilung in einer Art Schockzustand, was die Abspeicherung von neuen Informationen schwierig macht und Überforderung auslösen kann. Sinnvoller ist es, direkt einen Anschlusstermin zum Beispiel für ein psychosoziales Erstgespräch (siehe nächster Abschnitt) zu vereinbaren und zu klären, was die Betroffenen an diesem Tag noch vorhaben und auch eventuelle Suizidimpulse abzuklären. Es kann das Angebot gemacht werden, jederzeit für Rückfragen bereit zu stehen.

4.3.2 Psychosoziale Erstberatung nach Diagnosestellung

Der Begriff „Beratung" wird in vielfältigen Zusammenhängen genutzt und ist sehr heterogen. Ablauf und Inhalt der Beratungsangebote sind nicht einheitlich geregelt oder beschrieben und unterscheiden sich stark in ihrer Qualität. Eine Evaluation der Ergebnisse erfolgt selten. Das Zentrum für Qualität in der Pflege (ZQP) und die Hochschule Osnabrück haben im Februar 2016 den ersten Entwurf „Qualitätrahmen für Beratung in der Pflege" der Öffentlichkeit vorgestellt. Hier wird eine sehr gute Grundlage gelegt, Konzeptentwicklung, Qualitätssicherung und Transparenz in der Beratung zu fördern.

Der hier zu Grunde liegende Ansatz einer Definition von Beratung bezieht sich auf Ludewig [129]. Er differenziert vier Arten von Hilfesystemen mit jeweils unterschiedlichen Auftragskonstellationen. Er unterscheidet zwischen Anleitung, Beratung, Begleitung, Therapie und Selbstentdeckung:

Im Bereich der frühen Diagnosemitteilung ist der Auftrag an den Berater im ersten Schritt die Anleitung, Information und Aufklärung. In längerfristigen Begleitungsprozessen können sozialtherapeutische und Elemente der Selbstentdeckung insbesondere durch eine intensive Biografiearbeit Teil des Gesprächs werden.

Der Nutzen einer psychosozialen Beratung für die Betroffenen unmittelbar nach Diagnosestellung bzw. in einer frühen Krankheitsphase wurde mehrfach in seiner Dringlichkeit beschrieben, u. a. von Niemann-Mirmehdi und Mahlberg [127]. In verschiedenen anderen Studien wurden beispielsweise eine frühzeitige leittliniengerechte Diagnostik mit einer frühen psychosozialen Beratung oder Schulung kombiniert [128] oder multifaktorielle Behandlungsansätze, d. h. Kombinationen aus aufsuchender Beratung, Schulungskursen und Telefonkontakten erprobt [129]. Die

Tab. 3: Erstberatung nach Diagnosestellung (aus: Schlippe130, S. 114).

	Anleitung	Beratung	Begleitung	Therapie	Selbstentdeckung
Grundaussage	Hilf uns, unsere Möglichkeiten zu erweitern	Hilf uns, unsere Möglichkeiten zu erweitern	Hilf uns, unsere Lage zu ertragen	Hilf uns, unser Leiden zu beenden	Hilf mir, mich besser kennenzulernen
Grund des Leidens	Fehlen oder Mangel an Fertigkeiten	Interne Blockierung des Systems	Unabänderliche Problemlage	Veränderliche Problemlage	Kein akuter Problemdruck
Hilfestellung	Zur Verfügung stellen von Wissen	Förderung vorhandener Strukturen	Stabilisierung des Systems durch fremde Struktur	Beitrag zur Lösung des Problemsystems	Bereitstellung therapeutischer Kompetenz
Dauer	offen	Je nach Auftrag	offen	Als Vorgabe begrenzt	offen

positiven Effekte auf den Krankheitsverlauf des Betroffenen konnten nachgewiesen werden. Angehörige erlebten die Angebote als „hilfreich" und bei depressiven Angehörigen konnte sogar eine Verbesserung ihrer Symptomatik erreicht werden.

Leider kommt es in der Praxis dennoch immer wieder zu Diagnosemitteilungen, die ohne eine anschließende psychosoziale Beratung oder eine Weitervermittlung an eine Beratungsstelle oder Alzheimer Gesellschaft erfolgen. Im Folgenden soll insbesondere der schmale Grad zwischen Pflegeberatung und psychosozialer Beratung im Kontext einer frühen Diagnosestellung in einem Gerontopsychiatrischen Zentrum erörtert werden.

Bei einer Erstberatung im Krankenhaus hat der Berater in der Regel Vorinformationen aus dem Prozess der Diagnosestellung. Im Bereich der Gedächtnissprechstunde, Tagesklinik oder Station ist dies die psychosoziale Diagnostik, die eine ausführliche Sozialanamnese und die Erhebung der Lebenszufriedenheit mit Hilfe eines standardisierten Fragebogens [130], sowie die Erfassung des Netzwerks durch Befragung oder eine Netzwerkkarte [131] und fremdanamnestische Aussagen beinhaltet. Es hat sich bewährt, wenn der Berater am ärztlichen Diagnosegespräch bereits teilnimmt.

Der Zeitpunkt des Beratungskontaktes bestimmt wesentlich die Inhalte des Gesprächs. Findet das Gespräch unmittelbar im Anschluss an die Diagnoseverkündung statt, bietet es die Möglichkeit zu inhaltlichen Nachfragen der Betroffenen oder dazu, die ersten emotionalen Verarbeitungsschritte zu begleiten.

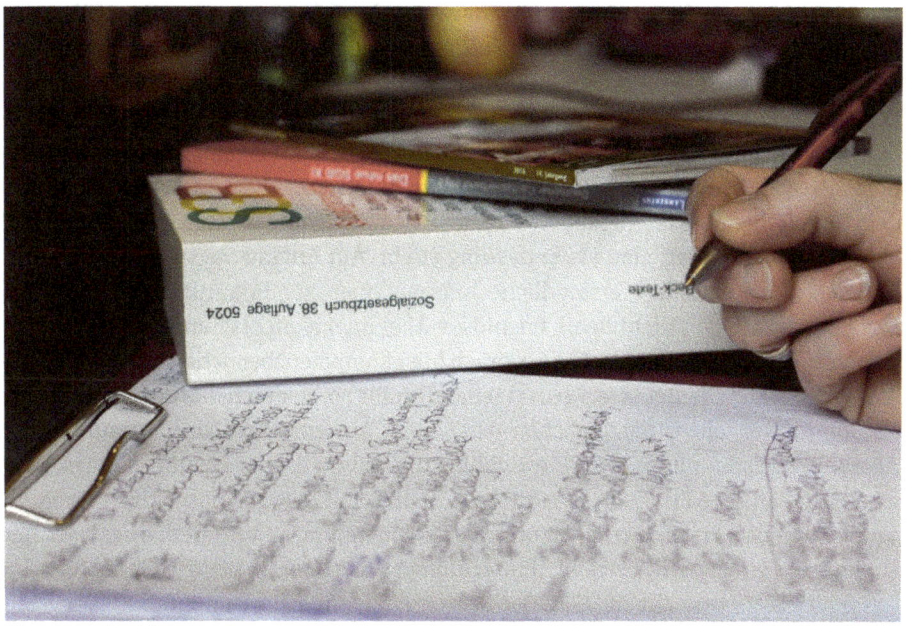

Abb. 10: Sozialberatung (mit freundlicher Genehmigung des St. Hedwig-Krankenhauses Berlin).

Bei einer einmaligen Beratung im Rahmen der Diagnosestellung in der Gedächtnissprechstunde geht es vordergründig um das Zurverfügungstellen von Wissen. Dabei ist die Weitergabe auch von schriftlichem Material besonders wichtig. Faktoren für eine gesundheitsförderliche Lebensgestaltung und ein kurzer Überblick über das wohnortnahe Hilfesystem und die dortigen konkreten Ansprechpartner sind erforderlich. Der Kontakt zu der regionalen Alzheimer Gesellschaft sollte direkt hergestellt werden und/oder eine direkte Überleitung zu dem zuständigen Pflegestützpunkt kann vereinbart werden.

Folgen weitere Gespräche und eine Behandlung in der Ambulanz oder im Gerontopsychiatrischen Zentrum, wird eine längerfristige psychosoziale Beratung oder Begleitung möglich. Die Bewältigung der Erkrankung und die Auseinandersetzung mit ihren Belastungen und deren persönliche Konsequenzen rücken in den Vordergrund. Die Beratung sollte in erster Linie den Betroffenen adressieren und seine Anliegen zum Gegenstand des Gespräches machen. Der Berater sollte im Familien- oder Netzwerkgespräch die Allparteilichkeit wahren. Einzelgespräche mit Angehörigen sollten mit dem Betroffenen abgesprochen werden bzw. am Beginn der Erkrankung nur mit seiner Einwilligung erfolgen. Angehörige befinden sich nach der Diagnosestellung ebenso wie der Erkrankte in einer Krisensituation. Hier haben sich zusätzliche Paargespräche oder die zügige Weitervermittlung in eine Angehörigengruppe oder bei entsprechender Indikation in eine Psychotherapie bewährt. Eine Paarberatung oder Klärung der Beziehungsebene ist für einige Paare oder Familien oft erst die Grundlage dafür, externe Hilfen als Lösungen annehmen zu können [46].

Die Gespräche dauern bis zu 60 Minuten und werden in den meisten Fällen von Sozialpädagogen mit einer zusätzlichen Beratungsqualifikation und Erfahrungen im gerontopsychiatrischen Bereich durchgeführt. Der Berater sollte verschiedene Theorieansätze nutzen können und die Grundhaltung in jedem Fall ressourcen- und lebensweltorientiert sein [132]. Die Komplexität der besprochenen Themen und die Gesprächsgeschwindigkeit orientieren sich an der unmittelbaren Rückkopplung mit dem Betroffenen. Die offene, nicht wertende Thematisierung der Gedächtnisprobleme wird von vielen Betroffenen als Entlastung erlebt. Am Anfang dieses Prozesses ist es hilfreich, immer wieder verständliche Informationen zur Erkrankung und der Behandlung sowie den nichtmedikamentösen Therapiemöglichkeiten in das Gespräch einzubringen. Es geht darum, das Gespräch über Kompetenzbereiche auszuweiten. Die Aufmerksamkeit des Betroffenen und seiner Familie sollte durch das Gespräch stärker auf die individuellen, tatsächlichen derzeitigen Auswirkungen der Erkrankung im Alltag fokussieren und für die Entwicklung alltagspraktischer Lösungen einen Rahmen gestalten. Die Erkrankten befürchten häufig, mit der Diagnose stigmatisiert zu werden und ihre Eigenständigkeit und Selbstbestimmung zu verlieren. Ängste vor der Zukunft, möglicher Hilflosigkeit, Entrechtung, Scham und Selbstzweifel sollten im Gespräch Raum bekommen [133]. Der Berater kann entlasten und mit biografiegeleiteter Reflektion die persönliche Bewältigung und Intergration fördern. Die Vermittlung von Zuversicht, Sicherheit und Handlungsoptionen hat einen zentralen Stellenwert. Hier unterscheidet sich die psychosoziale Beratung deutlich von einer klassischen Pflegeberatung. Die Gefühle und das individuelle Erleben der Erkrankung werden wertgeschätzt und können in einem professionellen Rahmen geäußert werden. In dieser Krankheitsphase ist der Verbleib in den vertrauten sozialen Netzwerken, Vereinen und Gruppen, sowie der Erhalt der Mobilität von großer Bedeutung. Im Sinne des Empowerments kann der Berater den Austausch mit anderen Betroffenen fördern oder Hinweise auf Selbsthilfegruppen für Betroffene geben.

Bei Autofahrern ist eine Abklärung der Fahrtauglichkeit an einer MPU-Begutachtungsstelle (BfF) dringend zu empfehlen. Studien haben gezeigt, dass ein sicheres Fahrverhalten in sehr frühem Krankheitsstadium durchaus noch gegeben sein kann [134]. Bereits hier ist es allerdings oft sinnvoll, das Fahrverhalten durch Bevorzugung übersichtlicher Fahrsituationen anzupassen. Dies könnte heißen, dass Nachtfahrten und Fahrten bei starkem Regen, aber auch das Fahren zur Hauptverkehrszeit vermieden werden sollten. Auch ist es von Vorteil, wenn Betroffene nur noch kurze und bekannte Strecken fahren. Autofahren im späten Stadium der Demenz ist nicht mehr möglich. Auch sollte mit dem Arzt besprochen werden, ob die Verkehrstüchtigkeit beeinflussende Medikamente eingenommen werden. Ortsnahe Stellen, die die Fahrtauglichkeit prüfen, findet man unter:

www.mpu.de/mpu/mpu-stellen-begutachtungsstellen.html

Die rechtliche Vorsorge ist bei Menschen mit einer Demenzdiagnose ein weiterer zentraler Beratungsgegenstand. Die Chance der Frühdiagnostik ist es, selbstbestimmt die Lebensplanung zu gestalten und Regelungen für späterer Krankheitsphasen zu treffen. Das betrifft offene Lebensprojekte, aber auch Wünsche hinsichtlich der pflegerischen Versorgung oder Wohnform oder die rechtliche Vertretung. Entscheidend für die Wirksamkeit einer Vorsorgevollmacht ist die Geschäftsfähigkeit des Betroffenen zum Zeitpunkt der Unterschrift. Er muss den Sinn und den Inhalt der Vollmacht verstehen und kritisch hinterfragen können. Bestehen diesbezüglich Zweifel, sollte sich ein Arzt in einem Attest dazu äußern. Ist die Geschäftsfähigkeit nicht mehr gegeben, muss beim Gericht eine rechtliche Betreuung für den Betroffenen beantragt werden. In einer Patientenverfügung kann vom Betroffenen schriftlich festgelegt werden, welche medizinischen Maßnahmen er in einem definierten Gesundheitszustand wünscht und welche nicht. Psychosoziale Beratung kann hier den sehr persönlichen Klärungsprozess begleiten.

Informationen hierzu unter:

www.bmjv.de/DE/Themen/VorsorgeUndPatientenrechte/VorsorgeUndPatientenrechte_node.html

Im Fall der frühen Diagnostik sind weitere Beratungsthemen häufig in den Bereichen Arbeit und soziale Beziehungen angesiedelt, da sich hier die ersten Symptome manifestieren und zu Schwierigkeiten und Konflikten führen können. Da Arbeit eine wichtige Quelle für soziale Sicherheit, Kontakte und Selbstbestätigung ist, sollte die Diagnose nicht zur sofortigen Aufgabe des Arbeitsplatzes führen. Eine psychosoziale Begleitung hilft bei der Beantragung von Ansprüchen aus dem Behinderten- und Schwerbehindertenrecht (§69 ff SGB IX, Teil 2), mit der entsprechenden Unterstützung auch bei der Durchsetzung im Hinblick auf den Kündigungsschutz, Arbeitszeiten, Anpassung des Arbeitsplatzes mit Hilfe des Integrationsfachdienstes, aber auch von Leistungen zur medizinischen Rehabilitation.

Die außerordentlichen seelischen, körperlichen und finanziellen Belastungen von pflegenden Angehörigen sind in vielen Studien nachgewiesen worden [135]. Mit dem Pflegezeitgesetz und dem Familienpflegezeitgesetz sind neue Hilfen entstanden, die die Vereinbarkeit von Pflege und Beruf besser gewährleisten sollen. Angehörige in der Phase der Diagnosestellung sollten über diese Möglichkeiten informiert werden. Häufig stehen auch Angehörige noch im Arbeitsprozess und die Organisation des Alltags stellt alle Beteiligten vor große Herausforderungen. Da die Leistungen der Pflegeversicherung in vielen Fällen noch nicht greifen, kann es sehr hilfreich sein, gemeinsam das vorhandene Netzwerk hinsichtlich der nachbarschaftlichen und sonstigen Ressourcen zu betrachten. Weiterführende Informationen hierzu finden sich unter:

www.bmas.de/DE/Themen/Arbeitsrecht/Vereinbarkeit-Familie-Pflege-Beruf/inhalt.html

Im Jahr 2011 lebten in Deutschland 19,6 Millionen Menschen allein in Einpersonen-Haushalten [136]. Demzufolge gibt es immer häufiger Beratungssituationen mit alleinlebenden Menschen mit Demenz. Auch sie wollen, wie alle älteren Menschen, in der

Regel so lange wie möglich selbstständig und selbstbestimmt in ihren eigenen vier Wänden leben [137]. Studien im angloamerikanischen Raum haben gezeigt, dass Menschen mit Demenz allein annähernd so sicher leben können wie solche, die mit Angehörigen zusammen wohnen, vorausgesetzt sie verfügen über ein aufmerksames, unterstützendes Umfeld und haben regelmäßige soziale Kontakte [138] [15]. Die Deutsche Alzheimer-Gesellschaft hat sich des Themas sehr engagiert angenommen. Themen der psychosozialen Beratung können hier die Einbindung des sozialen Umfeldes, die Sicherheit in der Wohnung oder das Erstellen eines Notfallplans für Verlaufen oder Krankheit sein.

www.deutsche-alzheimer.de/ueber-uns/projekte/projekt-allein-lebende-demenzkranke.html

Dies sind nur einige der wichtigsten Aspekte der psychosozialen Beratung. Die Inhalte und Anliegen des Gesprächs bestimmt der Betroffene. Der Berater bietet ihm mit seiner Person, seinem Wissen und professionellen Methoden ein Gegenüber, das ihn bei der Bewältigung seiner schwerwiegenden Erkrankung unterstützt und begleitet.

Die aktuellen Ursachen für Einschränkungen in der Lebenszufriedenheit gilt es in jeder Beratung erneut heraus zu finden. Neue, kreative, individuellen Lösungen zur Förderung der seelischen Gesundheit zu unterstützen und einen Rahmen für ihre Umsetzung zu schaffen, sind die wichtigsten Aufträge an die psychosoziale Beratung im Kontext der Diagnose Demenz.

5 Medikamentöse Therapien

5.1 Medikamentöse Behandlung kognitiver Symptome

5.1.1 Alzheimer-Demenz

Für die Behandlung kognitiver Symptome (v. a. kognitive Störungen, Beeinträchtigung der Alltagstätigkeiten) der Alzheimer-Demenz stehen drei Gruppen von Medikamenten zur Verfügung.

Cholinesterasehemmer (Donepezil, Rivastigmin, Galantamin) zielen auf eine Substitution des cholinergen Defizits und haben sowohl für kognitive wie auch nichtkognitive Störungen Nachweise für die Wirksamkeit [139]. Die Wirkung der Acetylcholinesterase-Hemmer ist dosisabhängig und in Leitlinien wird die Behandlung mit der zugelassenen Maximaldosis empfohlen (10 mg/Tag Donepezil; 12 mg/Tag Rivastigmin; 9,5 mg/24 Stunden als Pflaster, 24 mg/Tag Galantamin). Erbrechen, Übelkeit, Schwindel, Appetitlosigkeit, Diarrhoe und Kopfschmerzen sind die häufigsten Nebenwirkungen. Diese Nebenwirkungen sind oft vorübergehend und können durch eine langsamere Aufdosierung reduziert werden. Bei starker Übelkeit kann eine Pflasteranwendung Vorteile bieten. Herzrhythmusstörungen können bei der Therapie mit Cholinesterasehemmern auftreten; vor Therapiebeginn sollte zum Ausschluss von Kontraindikationen wie z. B. Erregungsüberleitungsstörungen am Herzen ein Elektrokardiogramm (EKG) erfolgen.

Ginkgo Biloba ist zur Behandlung von Demenzen zugelassen. Die Anwendung gilt als sicher und nahezu nebenwirkungsfrei. Auf Interaktionen mit gerinnungshemmenden Medikamenten sollte geachtet werden. Neuere Metaanalysen zeigen Hinweise auf Wirksamkeit von Ginkgo biloba bei der Alzheimer-Demenz, so dass laut Leitlinien die Behandlung mit Ginkgo sowohl für die Alzheimer-Demenz als auch vaskuläre Demenzen erwogen werden kann [140].

Memantine ist für die Behandlung mittelschwerer bis schwerer Demenzen zugelassen. Auch hier liegt auf der Basis von Metaanalysen Evidenz für die Wirksamkeit vor [141]. Die Höchstdosis beträgt 20 mg pro Tag. Häufige Nebenwirkungen sind Schwindel, Kopfschmerz, Obstipation, erhöhter Blutdruck und Schläfrigkeit. Eine langsame Aufdosierung wird empfohlen. Inwieweit Memantine bei der Alzheimer-Demenz als Zusatzmedikament zu Cholinesterasehemmern wirksam ist, ist unklar; einige Studien machen hier jedoch Hoffnung.

Andere Therapien (Vitamin E, Hormonersatztherapie, antientzündliche Medikamente) haben bislang keinen überzeugenden Wirksamkeitsnachweis erbracht.

5.1.2 Andere Demenzen

Bei der Lewy-Körper-Demenz gibt es keine spezifisch zugelassene Medikation. Studien haben jedoch ergeben, dass insbesondere Rivastigmin und Donepezil auf Verhaltenssymptome und Kognition Wirkung zeigen [142], so dass entsprechende Behandlungsversuche unternommen werden können.

Bei den frontotemporalen Demenzen liegt zwar eine Reihe von Studien zu Cholinesterasehemmern vor; die Befundlage ist jedoch uneinheitlich, so dass keine Empfehlung gegeben werden kann.

Bei den vaskulären Demenzen ist die Behandlung (nach erfolgter Diagnostik) der vaskulären Grunderkrankung empfohlen; da häufig Mischformen zwischen vaskulären Demenzen und der Alzheimer-Demenz vorliegen, gelten hier im Übrigen die Empfehlungen für die Behandlung der kognitiven Symptome bei Alzheimer-Demenz. Aufgrund des günstigen Nebenwirkungsprofils und der geringen kardialen Nebenwirkungen spielt auch hier Ginkgo biloba eine zentrale Rolle.

5.1 Medikamentöse Behandlung nichtkognitiver Symptome

Bei den nichtkognitiven Symptomen empfiehlt sich eine symptomatische Therapie nach Zielsyndrom (z. B. Antidepressiva bei depressiven Syndromen und Apathie). Sie sollte aber erst dann erfolgen, wenn nichtmedikamentöse Therapien ausgeschöpft sind. Auch dann noch kann die medikamentöse Basistherapie aber nur erfolgreich sein, wenn sie in einen strukturierten therapeutischen Kontext eingebettet ist. Dazu gehört neben der psychotherapeutischen Betreuung Demenzkranker auch ihre ergotherapeutische und soziotherapeutische Behandlung sowie die Angehörigenberatung.

Das häufigste nichtkognitive Symptom bei Demenzerkrankungen ist die Depression. Mehrere Studien haben hier für medikamentöse Therapieansätze Wirksamkeit gezeigt, obgleich einige neuere Studien diese in Frage stellen [143] [144]. Das Prinzip der antidepressiven Behandlung bei dementiellen Syndromen ist die Vermeidung der stark anticholinergen (und damit Demenzsymptome potentiell verstärkenden) trizyklischen Antidepressiva mit Bevorzugung von Serotoninwiederaufnahmehemmern. Häufige Nebenwirkungen sind hier Unruhe, Übelkeit, Durchfall und Schwindel. Auch kardiale Nebenwirkungen sollten regelmäßig untersucht werden. Oftmals zeigen geringere Dosen ebenso gute Wirksamkeit wie für die Behandlung der Depression empfohlene; die Maximaldosis sollte nur bei Bedarf angestrebt werden.

Für agitiertes Verhalten und Aggressivität gibt es gute Evidenz hinsichtlich der Wirksamkeit von atypischen Neuroleptika und Antiepileptika. Für atypische und typische Neuroleptika liegen aber zunehmend Hinweise auf ein erhöhtes Auftreten von Schlaganfällen und eine erhöhte Sterblichkeit vor, insbesondere in der Langzeitbehandlung [145] [146]. Vermutlich haben typische Neuroleptika ein höheres Risiko als atypische Neuroleptika. Gerade bei Langzeitbehandlung können Neuroleptika zudem die kognitiven Symptome der Demenz verschlechtern. Somit sollten atypische Neuroleptika nur bei schweren aggressiven Verhaltenssymptomen und nur über einen kurzen Zeitraum eingesetzt werden. Der Behandlungsverlauf muss eng kontrolliert werden und sobald als möglich sollten Absetzversuche erfolgen. Patienten und rechtliche Vertreter müssen über die erhöhten Risiken aufgeklärt werden.

Für Schlafstörungen, Störungen des Appetits und des Essverhaltens, aber auch für Apathie gibt es bislang keine zufriedenstellende medikamentöse Behandlungsoption.

6 Nichtmedikamentöse Therapien

Die Entwicklung einer medikamentösen Therapie zur ursächlichen Behandlung der verschiedenen Demenzformen blieb, trotz zeitweilig erfolgversprechender Ansätze in den vergangenen Jahren, bisher erfolglos, so dass allen entsprechend zugelassenen Medikamenten allein eine Bedeutung in der symptomatischen Behandlung zukommt [147]. Neben den pharmakologischen Behandlungsansätzen wurden verschiedenste nichtmedikamentöse Ansätze entwickelt und erprobt. Allerdings sind diese Verfahren häufig auf sehr unterschiedlichem wissenschaftlichem Niveau untersucht.

Die Bedeutung nichtmedikamentöser Therapien wurde zuletzt in der aktuellen Revision der nationalen Leitlinie zur Behandlung demenzieller Erkrankungen (S3-Leitlinie) weiter aufgewertet. So wurden bessere Evidenzgrade für verschiedene nichtmedikamentöse Therapien vergeben, was auf eine verbesserte Studienlage und die stärkere Beachtung dieser Verfahren zurückzuführen ist. Dadurch kommt den nichtmedikamentösen Behandlungsansätzen inzwischen eine größere Bedeutung innerhalb der Demenztherapie zu.

Für alle nichtmedikamentösen Verfahren gilt jedoch ebenfalls einschränkend, dass sie keine ursächliche Behandlung für demenzielle Erkrankungen darstellen, sondern auf unterschiedliche Symptombereiche wirken, wie beispielsweise auf die Kognition, die Stimmung, die Lebensqualität, die Aktivitäten des alltäglichen Lebens, auf das Verhalten bzw. auf Verhaltenssymptome des Erkrankten oder auch auf dessen körperliche Gesundheit.

Eine weitere Einschränkung stellt die Zielgruppe der meisten nichtmedikamentösen Behandlungskonzepte dar, denn oftmals richten sich diese Verfahren vorrangig an Patienten mit einer Alzheimer-Demenz und wurden auch nur mit dieser Subgruppe wissenschaftlich untersucht. In wieweit sich die hier beschriebenen Verfahren auch für die Behandlung von anderen Demenzformen wie beispielsweise die Frontotemporalen Demenzen eignen, müssen weitere Untersuchungen in vielen Fällen noch klären.

In diesem Kapitel wird der Fokus vor allem auf denjenigen Behandlungsansätzen liegen, deren Wirksamkeit ausreichend belegt ist. Nichtsdestotrotz soll auch ein kritischer Blick auf weitere Verfahren geworfen werden, die häufig zum Einsatz kommen, für die jedoch (noch) keine ausreichende wissenschaftliche Evidenz vorliegt. Zunächst werden diejenigen Behandlungsansätze näher beleuchtet, die sich an Menschen mit Demenz selbst richten. Daran anschließend werden Strategien ausgeführt, die auch das soziale Umfeld – in der Regel pflegende Angehörige und professionelle Pflegekräfte – stärker mit einbeziehen bzw. sich direkt an diese richten.

6.1 Verfahren für Patienten

6.1.1 Kognitive Therapien

Kognitive Behandlungsverfahren zeichnen sich in der Regel durch die Zielsetzung aus, dem für Demenzen charakteristischen kognitiven Abbau entgegenzuwirken. Unter dem Begriff „kognitive Verfahren" können eine Vielzahl verschiedener Ansätze mit unterschiedlicher Schwerpunktsetzung zusammengefasst werden. Die Verfahren reichen hierbei von einfachem „Gehirnjogging" bis hin zu komplexen, in ihrer Wirksamkeit wissenschaftlich gut untersuchten Programmen. Häufig lassen sich eine Kombination und damit eine Vermischung einzelner Verfahren feststellen. In der Folge soll auf die „kognitive Stimulation" und das „Realitätsorientierungstraining (ROT)" näher eingegangen werden, da für diese beiden Verfahren die beste Wirksamkeit nachgewiesen werden konnte und sie daher auch in der S3-Leitlinie empfohlen werden.

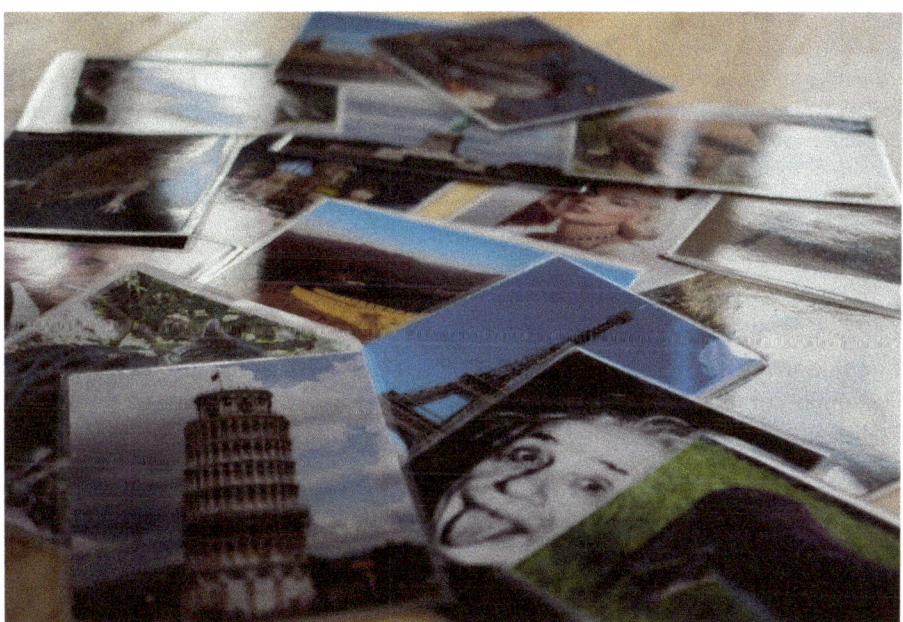

Abb. 11: Material für die kognitive Stimulation nach Aimee Spector.

Kognitive Stimulation

Die kognitive Stimulation ist ein Verfahren zur Beeinflussung von Demenzen im beginnenden und mittelschweren Stadium. Typischerweise wird sie in Kleingruppen mit fünf bis sieben Personen von geschultem Personal mindestens zwei Mal in der Woche durchgeführt und dauert rund 45 Minuten. Allerdings sind hier zahlreiche Varianten denkbar: beispielsweise Sitzungen für Einzelpersonen oder eine längere Dauer der Termine. Charakteristisch für die kognitive Stimulation ist eine Kombination von Gesprächen über Zeitungsartikel, Fotografien oder Kalendereinträge sowie verschiedene Aktivitäten wie Zeichnen, Objekte benennen, Geschichtswissen rekapitulieren, Kategorien bilden usw. (vgl. hierzu die Definition von Clare et al. [148]).

In einer Metaanalyse mit 718 Demenzpatienten konnten Aquirre und Kollegen [149] zeigen, dass die kognitive Stimulation einen positiven Einfluss auf die kognitive Funktionalität auch über eine Periode von drei Monaten hinweg aufwies. Zugleich besserten sich die Lebensqualität, das allgemeine Wohlbefinden sowie die sozialen und kommunikativen Fähigkeiten der Studienteilnehmer. Auf Grund dieser positiven Wirkungen sollte eine Anwendung auch nach der S3-Leitlinie für Demenzpatienten mit leichter und mittelschwerer Demenz zur Behandlung empfohlen werden.

Für das mit der kognitiven Stimulation inhaltlich verwandte kognitive Training und die kognitive Rehabilitation liegen hingegen bisher noch keine ausreichenden wissenschaftlichen Nachweise vor.

 Fazit: Insbesondere als Gruppenangebot konnte die Wirksamkeit der kognitiven Stimulation nachgewiesen werden. Prinzipiell sollte es für pflegende Angehörige auch möglich sein, Elemente der kognitiven Stimulation in den häuslichen Alltag zu integrieren. Hierbei ist zu beachten, dass wahrgenommener Leistungsdruck und Ungeduld seitens der Angehörigen negative Effekte haben kann. Angehörige sollten darauf achten, ihre erkrankten Familienmitglieder nicht zu überfordern und mit Fehlern zu konfrontieren.

Realitätsorientierungstraining (ROT)

Bei dem Realitätsorientierungstraining (ROT) handelt es sich um einen Behandlungsansatz, der bereits aus den 1960er Jahren stammt. Ursprünglich entwickelt als Verfahren zur Reorientierung von Soldaten mit Hirnschädigungen, wurde es zur nichtmedikamentösen Behandlung dementer Patienten weiterentwickelt. Charakteristisch für diesen Ansatz ist das Vermitteln von grundlegenden Informationen an die betroffenen Personen, die ihnen dabei helfen sollen ihre verlorengegangene Orientierung zurückzugewinnen, die persönlichen Identität zu erhalten und die sozialen Interaktion und Kommunikation zu verbessern. Daneben gehört zum ROT auch eine Schulung von Mitarbeitern bzw. Pflegekräften – beispielsweise in Altenpflegeeinrichtungen, um eine kontinuierliche (daher „24-Stunden-ROT") Reorientierung der Patienten zu unterstützen. Dabei erhalten desorientierte Patienten vom Personal bei jeder Interaktion unterstützende Information über die eigene Person, den Ort und die Zeit. Orientiertes Verhalten wird dabei positiv verstärkt, während fehlerhafte, desorientiertes Verhalten sogleich behutsam korrigiert werden soll.

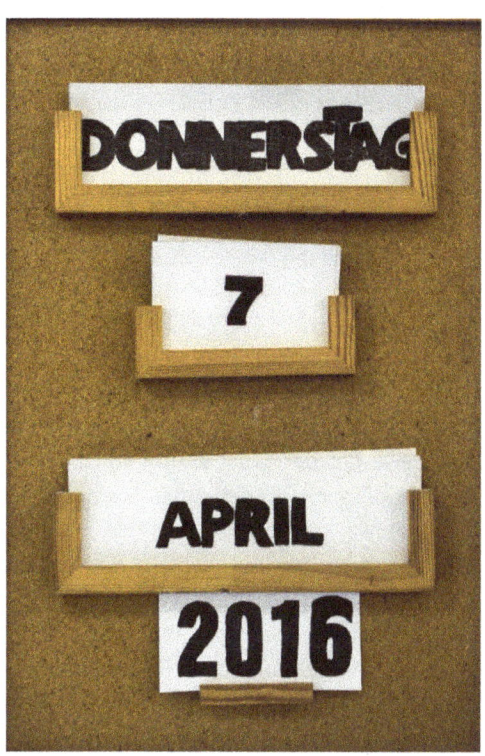

Abb. 12: Hilfestellung zur zeitlichen Orientierung (mit freundlicher Genehmigung des St. Hedwig-Krankenhauses Berlin).

An das „24-Stunden-ROT" kann sich das sogenannte „classroom"-ROT anschließen, welches mehrere Termine in der Woche beinhaltet. Beide Varianten können eigenständig oder kombiniert durchgeführt werden. Beim „classroom"-ROT wird strukturiert Material dargeboten, wie beispielsweise Zeitungsausschnitte, Fotos, Musik, aktuelle Tagesthemen usw., wodurch das Speichern und Abrufen von Informationen trainiert werden soll. Verwirrte Äußerungen können hier respektvoll durch das geschulte Personal korrigiert werden [150]. Hier dürfte allerdings auch eine Überschneidung des ROT mit der oben bereits geschilderten kognitven Stimulation bestehen.

Das Realitätsorientierungstraining ist wissenschaftlich mehrfach erforscht worden, so kommen Spector und Kollegen [151] in einer Übersichtsarbeit zu dem Ergebnis, dass „classroom"-ROT eine Besserung des Verhaltens und eine Verlangsamung des kognitiven Abbaus bewirke. Allerdings fordern die Autoren noch weitere, methodisch hochwertigere Studien in diesem Bereich und haben ihre eigene Arbeit zu einem späteren Zeitpunkt zurückgezogen, so dass aktuell noch keine endgültige Aussage hinsichtlich der Wirksamkeit getroffen werden kann.

> **i** Fazit: Das Realitätsorientierungstraining ist ein einfaches und praktikables Verfahren. Wenn Hinweisreize von den Patienten noch verstanden werden können, eignet es sich auch noch für Patienten mit mittelschweren Demenzen. Aufgrund der notwendigen Schulung von Mitarbeitern von Altenpflegeeinrichtungen im Vorfeld eignet es sich jedoch in erster Linie nur für Pflegeheime oder vergleichbare Einrichtungen, die auch das hierzu notwendige Personal bereitstellen können. Es ist zudem noch weitere Forschung über die Wirksamkeit dieses Verfahren notwendig.

6.1.2 Reminiszenz und Biographiearbeit

Reminiszenz bzw. die Reminiszenztherapie (von lat. reminisci „sich erinnern") und die Biographiearbeit sind therapeutische Verfahren, welche in der Regel bei älteren Patienten zur Anwendung kommen; beispielsweise bei der Behandlung von Depressionen. In einer vereinfachten Form kann sie erfolgreich bei dementen Menschen in allen Stadien der Erkrankung angewendet werden.

Es ist allerdings festzuhalten, dass in der Praxis Reminiszenztherapie, Biographiearbeit und die Lebensrückblicktherapie (siehe hierzu Abschnitt 6.1.3) häufig nicht klar getrennt sind und vielfach Überschneidungen der jeweiligen Verfahren zu beobachten sind. Auch in der Forschung existieren keine einheitlichen Definitionen für die genannten Verfahren, was unter anderem auch dem Umstand geschuldet ist, dass viele verschiedene Berufsgruppen – von Pflegekräften über Ergo- und Sozialtherapeuten bis hin zu Psychotherapeuten – erinnerungsfokussierte Behandlungsansätze nutzen.

Nach einer Definition der amerikanischen Pflegemaßnahmenklassifikation (Nursing Interventions Classification – NIC) zeichnet sich Reminiszenztherapie beispielsweise durch einen *„Rückgriff auf vergangene Ereignisse, Gefühle und Gedanken aus, um Wohlbefinden und Lebensqualität herzustellen oder die Anpassung an aktuelle Lebensbedingungen zu erleichtern"* [152] (eigene Übersetzung). Häufig wird dies in Senioreneinrichtungen, aber auch von der Alzheimer Gesellschaft in sogenannten „Erinnerungscafés" angeboten. Durch verschiedenstes Material, wie beispielsweise alte Fotos und Bücher, Zeitungsausschnitte oder Musik soll das Gedächtnis der Patienten aktiviert werden, um so persönliche Erinnerungen hervorzuholen. Diese „einfache" Reminiszenz wird oftmals von Pflegekräften durchgeführt.

Bei der Biographiearbeit wird der Fokus in der Regel auf bestimmte Lebensphasen gelenkt, um so Erinnerungen an konkrete autobiographische Ereignisse auszulösen. Häufig werden zu unterschiedlichen Sitzungsterminen bestimmte Lebensabschnitte durchgearbeitet, u.a. die Schulzeit oder die Kindheit und Jugend, die erste Liebe, die Ausbildung, der Beruf, die eigene Elternschaft usw. Dieses Verfahren kann durch persönliches Material der Patienten unterstützt werden: denkbar sind hier Fotoalben, Erinnerungsstücke oder Musik mit persönlichem Bezug („Bei diesem Lied haben ich das erste Mal mit meiner Frau getanzt"). Häufig wird dieses Verfahren von Sozialtherapeuten mit dem Ziel verwendet, die persönliche Lebensgeschichte des Betref-

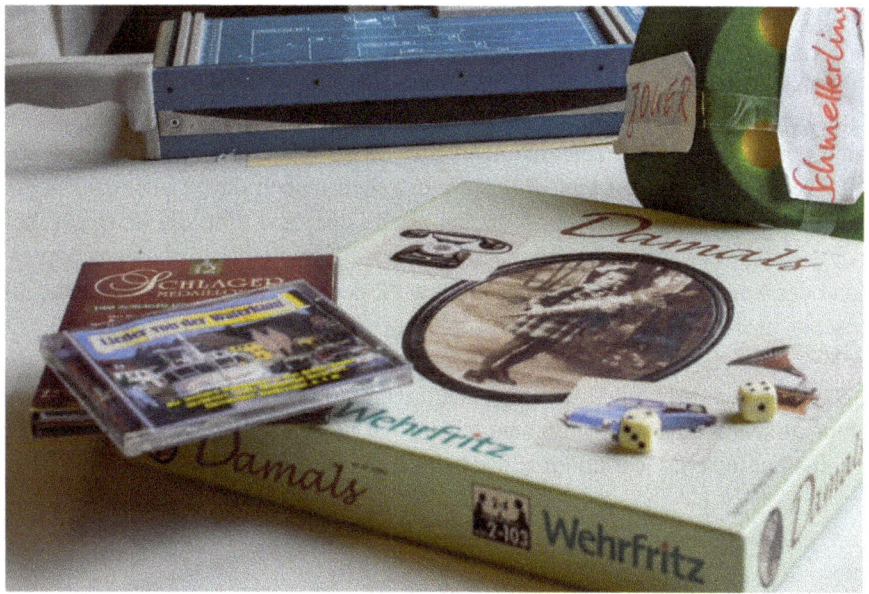

Abb. 13: Materialien für die Reminiszenz-Arbeit (mit freundlicher Genehmigung des St. Hedwig-Krankenhauses Berlin).

fenden zu rekonstruieren, die Erinnerung zu verbessern und Anknüpfungspunkte an persönlichen Ressourcen zu generieren (vgl. hierzu Maercker [153])

Für beide Verfahren gibt es inzwischen gesicherte Wirkungsnachweise. So kommen Dempsey und Kollegen [154] zu dem Ergebnis, dass Reminiszenz(-therapie) dabei helfe, die seelische Gesundheit, das Selbstwertgefühl und die Kommunikationsfähigkeiten von Demenzpatienten zu verbessern. Erinnerungsfokussierte Verfahren allgemein haben zudem einen positiven Effekt auf depressive Symptome, allerdings nur geringe Effekte auf die Lebensqualität und den für Demenzen typischen kognitiven Abbau [155]. Zu gleichem Ergebnis kommen auch Huang und Kollegen [156], die in ihrer Wirksamkeitsanalyse für Reminiszenzverfahren mittlere Effekte finden konnten. Diesen erfreulichen Ergebnissen trägt auch die aktuelle S3-Leitlinie Rechnung: demnach können die Reminiszenzverfahren zur Behandlung in alle Krankheitsstadien angewendet werden. Aufgrund der fortschreitenden Erkrankung sollten sie jedoch möglichst häufig und dauerhaft durchgeführt werden.

Fazit: Einfache erinnerungsorientierte Verfahren sind relativ leicht realisierbare Ansätze für Menschen mit demenziellen Erkrankungen. Schreitet die Erkrankung fort, sollten sie jedoch in ihrer Komplexität angepasst werden. Auch Angehörige können diesen Ansatz in der eigenen Häuslichkeit relativ einfach umsetzen, sind sie es doch, die häufig viele autobiographische Erinnerungen mit den Patienten teilen.

6.1.3 Psychotherapie

Zunächst stellt sich die Frage, ob Psychotherapie, also die Heilung und Linderung von psychischen Störungen mit Krankheitswert, überhaupt ihre Daseinsberechtigung im Kontext von demenziellen Erkrankungen hat, da es bisher keine ursächliche Behandlung dieser Störungen gibt. Die Autoren gehen jedoch davon aus, dass es im Rahmen einer demenziellen Genese immer auch Syndrome gibt, die einer psychotherapeutischen Behandlung zugänglich sind. Als Beispiele hierfür können Depressionen oder Ängste zu Beginn der Erkrankung dienen. Das Psychotherapie wirkt, ist inzwischen hinlänglich bekannt und akzeptiert; Orgeta und Kollegen [157] konnten in einer Meta-Analyse zeigen, dass verschiedene psychotherapeutische bzw. psychosoziale Therapieverfahren auch bei Demenzkranken insbesondere auf eine depressive Symptomatik und auf Angstsymptome wirken. Im Folgenden sollen die wichtigsten psychotherapeutischen Verfahren näher beleuchtet werden.

Lebensrückblicktherapie (LRT)

Ebenso wie die Reminiszenz(-therapie) und die Biographiearbeit (vgl. Abschnitt 6.1.2) ist die Lebensrückblicktherapie (LRT) ein erinnerungsorientiertes Verfahren. Im Unterschied zu den beiden erstgenannten Verfahren geht die LRT jedoch inhaltlich über die einfache Stimulation allgemeiner oder autobiographischer Erinnerungen hinaus. Hier kommen die Neubewertung von erinnerungsausgelösten Emotionen, das Bilanzieren und Bewerten von Lebensabschnitten sowie das Einbeziehen von positiven, aber auch negativen Erinnerungen hinzu. Diese Therapieelemente erfordern unserer Meinung nach die fachkundige Leitung eines ausgebildeten Psychotherapeuten.

Generell verläuft die LRT in drei Phasen:
1. Die Vorbereitungsphase, in der die Hauptproblematik des Patienten herausgearbeitet wird und im Weiteren der Behandlungsablauf und Behandlungsschwerpunkte geklärt bzw. definiert werden.
2. Die mittlere Phase entspricht häufig dem Vorgehen der Biographiearbeit, d.h. es werden die einzelnen Lebensabschnitte systematisch durchgearbeitet.
3. In der Bilanzierungsphase wiederum sollen die thematisierten Lebenserfahrungen integriert und bilanziert werden.

Die LRT mit demenziell erkrankten Menschen erfordert einige konkrete Anpassungen des Verfahrens. Eine erste, wichtige Maßnahme ist die Unterstützung der Erinnerungsarbeit mit Hilfe von Requisiten (z.B. persönliches Fotoalbum, Tagebücher, Zeitungen, Musik), um sich hier von einem rein kognitiven Vorgehen zu lösen. Auch sollte der Therapeut hier mehr strukturierend eingreifen und bei der Verarbeitung helfen, so dass Probleme aus der Vergangenheit gelöst werden können. Dies kann insbesondere zum Beginn der Erkrankung sinnvoll sein, da durch ihr weiteres Fortschreiten eine Aufarbeitung solcher Probleme zunehmend unmöglich wird. Eine denkbare Folge solch ungelöster Probleme bzw. Konflikte könnten spätere Unruhezustände und

Umherwandern sein. Da der demenzielle Abbau normalerweise die neueren Erinnerungen zuerst betrifft, ist es hinsichtlich eines positiven Selbstwirksamkeitsgefühls sinnvoll, mit der LRT bei der Kindheit zu beginnen, da hierüber zumeist noch die klarsten Erinnerungen vorhanden sind. Generell gilt, dass demente Menschen vor allem zum Erkrankungsbeginn von psychotherapeutischen Ansätzen profitieren können, wenn das kognitive Funktionsniveau noch vergleichsweise gering beeinträchtigt ist. Dies gilt auch für die LRT. Bei einem weiteren Fortschreiten der Erkrankung ist es unerlässlich, dass der Therapeut die Sitzungsinhalte und die Sitzungsstruktur den Fähigkeiten des Patienten anpasst (für eine ausgiebige Darstellung der LRT bei Demenz sei das Buch „Lebensrückblick in Therapie und Behandlung" von Maerker und Forstmeyer empfohlen, in dem sich auch ein Abschnitt zur Behandlung von Demenzen mit Hilfe der LRT findet).

Wenngleich es positive Wirkungsnachweise für die Lebensrückblicktherapie bei älteren Menschen mit Depressionen oder Traumafolgestörungen gibt, ist die Studienlage zur LRT bei demenziellen Erkrankungen relativ klein. Eine Pilotstudie aus Irland untersuchte diesen Therapieansatz bei dementen Pflegeheimbewohnern und konnte festellen, dass sich Kognition, Stimmung und Kommunikationsfähigkeit in der LRT-Gruppe gegenüber der Kontrollgruppe gebessert hatte [158]. Insgesamt muss jedoch konstatiert werden, dass bisher Studien mit positivem Wirkungsnachweis speziell für die LRT noch nicht ausreichend vorhanden sind. Insgesamt gibt es aber für die erinnerungsorientierten Verfahren durchaus positive Wirkungsnachweise, so dass wir ebenfalls vom Nutzen der LRT ausgehen.

Fazit: Die Lebensrückblicktherapie ist ein psychotherapeutisches Verfahren, das insbesondere zu Beginn der demenziellen Abbaus sinnvoll erscheint. In späteren Demenzstadien erscheint ein Rückgriff auf einfache Erinnerungsverfahren wie die Reminiszenz angebracht.

Selbsterhaltungstherapie (SET)

Die Selbsterhaltungstherapie (SET), entwickelt von Barbara Romero in den 1990er Jahren, legt ihren Schwerpunkt auf die Erhaltung des Selbst in seinem Zusammenhang und seiner Funktionsfähigkeit. Entgegen anderer, vor allem kognitiver Konzepte geht es nicht darum, den Abbau des Gedächtnisses zu beeinflussen, da dies aufgrund der Natur der Krankheit weniger erfolgversprechend sei. Sprachverarmung, Gedächtnisschwierigkeiten und Orientierungsschwierigkeiten sollen damnach nicht geübt oder korrigiert werden, da dies bei den Betroffenen nur Scham, Frustration oder Depressionen auslösen würden. Der Fokus der SET liegt daher auf dem, was der jeweilige Patient *noch kann* und nicht darauf, was er *nicht kann*. Kerngedanke ist, dass wenn Menschen mit Demenz das tun, was sie noch tun können, dieses zu Wohlbefinden und positiven Selbstwirksamkeitserfahrungen führt. Zudem soll durch diese Maßnahmen erreicht werden, dass Demenzpatienten weiterhin am Alltagsleben teilhaben können.

Als besonders bedeutsam für den Erhalt des Selbst betrachtet Romero die Bereiche Kommunikation, alltägliche Aktivitäten und die systematische Beschäftigung mit noch bestehenden Erinnerungen. Sie schlägt hier eine wertschätzende, bestätigende Kommunikation durch Angehörige bzw. Pflegekräfte vor. Diese Umstellung der Kommunikation im Umfeld von Demenzkranken wird jedoch oftmals von diesen Bezugspersonen als schwierig erlebt und muss daher zunächst trainiert werden. Die zweite Säule im Konzept der SET ist die Anpassung von Alltagsaktivtäten an die Bedürfnisse und Fähigkeiten der Erkrankten, da diese häufig nicht in der Lage sind, sich in ausreichendem Maße selbst zu beschäftigen. Alltagstätigkeiten wie das Anziehen, Kochen, aber auch musisch-künstlerische Aktivitäten sollten immer entsprechend der Möglichkeiten der Betroffenen durchgeführt werden. Wichtig ist hierbei, Erfolge stets zu loben, d.h. zu verstärken, während Fehler und Missgeschicke nicht thematisiert werden sollen, um ein Bloßstellen zu verhindern. Der dritte Bereich der SET betrifft die noch erhaltenen persönlichen Erinnerungen, da gerade autobiographische Erfahrungen eine wichtige Rolle für den Erhalt des Selbstkonzepts darstellen. Hier geht es in erster Linie darum, Patienten dabei zu unterstützen, neue Erfahrungen in einen für sie sinnvollen Zusammenhang zu stellen. Diese Zusammenhänge müssen dabei nicht einer „allgemeingültigen" Wahrheit entsprechen, sondern sollten vielmehr für die Betroffenen selbst einen Sinn ergeben.

Für eine erfolgreiche Umsetzung der oben umschriebenen therapeutischen Maßnahmen ist es erforderlich, dass neben der eigentlichen Behandlung der Patienten auch das Umfeld mit einbezogen wird. Das bedeutet, dass Angehörige, aber auch Pflegepersonal geschult werden müssen, z.B. hinsichtlich einer Veränderung der Kommunikation. Angehörige werden in diesem Konzept als Mitbetroffene angesehen, die aufgrund der Pflegebelastungen selbst häufiger unter Depressionen leiden. Daher ist es unerlässlich, auch hier für Unterstützung zu sorgen und pflegenden Angehörigen Ressourcen (wieder) zugänglich zu machen, um so deren Belastungen und Stress zu reduzieren [159].

Die SET ist ein verbreitetes und anerkanntes Verfahren, für das erste positive Wirksamkeitsanalysen vorliegen. So konnten Schiffczyk und Kollegen [160] bei einer Stichprobe von 194 Patient-Angehörigen-Dyaden durch eine drei- bis vierwöchige SET-Kurzzeitintervention positive Effekte auf die Kognition bei männlichen Patienten sowie die Depressivität bei weiblichen Patienten und männlichen Angehörigen nachweisen.

> Fazit: Die Selbsterhaltungstherapie kann als Grundlage einer Behandlungsintervention dienen; aufgrund ihrer verschiedenen Elemente eignet sie sich für die alltägliche Betreuung und Lebensgestaltung von Menschen, die an Demenzen leiden. Untersuchungen zeigen, dass hierdurch einerseits Wohlbefinden gesteigert und andererseits Depressivität bei den Erkrankten und Angehörigen gesenkt werden können.

Kognitiv-verhaltenstherapeutische ressourcenorientierte Therapie früher Demenzen im Alltag – Das KORDIAL-Programm

Der verbesserten Frühdiagnosik zur Erkennung von demenziellen Erkrankungen versucht das KORDIAL-Programm Rechnung zu tragen: Es richtet sich deshalb an Menschen im frühen Erkrankungsstadium. Dieser komplexe psychotherapeutische Ansatz zielt schwerpunktmäßig auf den Erhalt der Selbständigkeit und des Selbstkonzeptes, sowie die Förderung eines aktiven Bewältigungsstils ab, um so Depressionen und Inaktivität zu verhindern. Darüber hinaus geht es um eine Zukunftsplanung, die auch mögliche Krisen bereits berücksichtigt.

Die psychotherapeutische Intervention umfasst zwölf Einzelsitzungen mit einer Länge von je einer Stunde. Die Intervention beinhaltet vier thematische Schwerpunkte mit Elementen der Neurorehabilitation und der Psychotherapie. Zunächst erfolgt eine individuelle Behandlungs- bzw. Zielplanung, an die sich die eigentlichen Therapieinhalte anschließen. Hierzu gehören das Nutzen externer Gedächtnishilfen, das Erlernen von Verhaltensroutinen und tagesstrukturierende Maßnahmen als Kompensationsstrategien für kognitive Defizite sowie Aktivierung und ressourcenorientierte Biographiearbeit. Ungeachtet dessen soll es neben diesem standardisierten Vorgehen auch Raum für individuelle Behandlungsinhalte geben. Zur Absicherung der Therapieeffekte werden zudem die primären Bezugspersonen mit in die Therapie einbezogen [161].

Bisher wurde erst in einer Studie die Wirksamkeit des Programms untersucht. Dabei konnte die angestrebte Verbesserung der Alltagsaktivitäten nicht erreicht werden. Allerdings besserte sich die Lebensqualität der Patienten und es konnten antidepressive Effekte für weibliche Patienten gefunden werden [162].

Fazit: Obwohl schlussendlich noch keine überzeugenden Wirkungsnachweise für das KORDIAL-Programm gefunden werden konnten, beinhaltet dieses komplexe und engagierte Programm aus Sicht der Autoren viele sinnvolle Behandlungselemente. Es zeigt aber auch exemplarisch, dass die Behandlung von Demenzpatienten immer eine Behandlung von sehr individuellen und progredienten Krankheitsverläufen ist und hier die klassische Messung von Therapieeffekten an ihre Grenzen gerät.

Verhaltenstherapeutisches Kompetenztraining (VKT)

Einen weiteren interessanten Ansatz für Menschen mit beginnender Alzheimer-Demenz stellt das verhaltenstherapeutische Kompetenztraining (VKT) dar. Dieses Verfahren ist strukturell mit einer verhaltenstherapeutischen Kurzzeittherapie vergleichbar. Es zielt dabei einerseits auf eine Unterstützung der Krankheitsverarbeitung und andererseits auf eine Aktivierung des Patienten ab. Feste Elemente dieser Therapie sind Therapieplanung und Verhaltensanalyse, Psychoedukation sowie Aktivitätenaufbau und damit „übliches" Vorgehen einer Verhaltenstherapie bei einer depressiven Symptomatik. Demgegenüber sind die Elemente Stressmanagement, Förderung sozialer Kompetenz und Modifikation dysfunktionaler Kognitionen variabel planbar und richten sich nach dem jeweiligen Behandlungsssschwerpunkt. Die VKT ist dabei sowohl als Einzel- als auch als Gruppentherapie durchführbar [163].

Bedauerlicherweise wurde dieses Konzept in der Folge nicht weiter beforscht, so dass es nach wie vor wenig rein verhaltenstherapeutische Konzepte für Menschen mit demenziellen Erkrankungen gibt.

Psychodynamische Verfahren

Neben den von uns vorgestellten eher verhaltenstherapeutischen Ansätzen existieren auch einige psychodynamische Verfahren. Aufgrund der üblicherweise langen zeitlichen Dauer dieser Verfahren und der Abnahme der Introspektionsfähigkeit erscheinen im Hinblick auf den Krankheitsverlauf hier eher kürzere Verfahren – wie beispielsweise die Fokaltherapie oder die tiefenpsychologische Kurztherapie – sinnvoll. Allerdings sind hier bisher noch keine qualitativ hochwertigen Wirksamkeitsuntersuchungen durchgeführt worden.

6.1.4 Ergotherapie

„Ergotherapie unterstützt und begleitet Menschen jeden Alters, die in ihrer Handlungsfähigkeit eingeschränkt oder von Einschränkung bedroht sind. Ziel ist, sie bei der Durchführung für sie bedeutungsvoller Betätigungen in den Bereichen Selbstversorgung, Produktivität und Freizeit in ihrer persönlichen Umwelt zu stärken." [164]

Diesem Ziel sollen sowohl besondere Aktivitäten als auch Umweltanpassungen und Beratung dienen, die dem Individuum *„gesellschaftliche Teilhabe und eine Verbesserung seiner Lebensqualität"* ermöglichen. Für Menschen mit Demenz empfiehlt die S3- Leitlinie, den Einsatz von Ergotherapie zur Verbesserung und Stützung von Alltagsfunktionen und Handlungsfähigkeit anzubieten. Auch hier wird nochmals das Ziel einer besseren Teilhabe und Lebensqualität hervorgehoben.

Für Demenzbetroffene, die im eigenen Haushalt leben, hat sich erwiesen, dass ergotherapeutische Aktivitäten am besten dort und unter Einbeziehung der Angehörigen stattfinden sollten. Dies konnte u. a. die ERGODEM-Studie nachweisen, in der in einem häuslichen Therapieprogramm alltagspraktische Tätigkeiten mithilfe von Ergotherapeuten gezielt trainiert wurden, die die Patienten selbst als für sich wichtig benannten. Neben einer Steigerung der Alltagsfähigkeiten beim Betroffenen und einer deutlichen Minimierung der Belastung für Angehörige zeigte sich ein positiver Einfluss auf Verhaltensauffälligkeiten sowie auf das Fortschreiten des kognitiven Abbaus sogar noch sechs Monate nach Beendigung des Programms [165].

Auch in der Heimgesetzgebung ist das Recht auf Betätigung verankert: danach sind Mitarbeiter in (Pflege)Heimen aufgefordert, *„....täglich Betätigungen zu ermöglichen, die die Fertigkeiten der Bewohnerinnen und Bewohner in alltagsnahem Handlungen zur Geltung bringen"* (§10 Berliner Wohnteilhabegesetz).

Eine neuere Meta-Analyse mehrerer wissenschaftlicher Studien [166] bestätigte ebenfalls die Wirksamkeit ergotherapeutischer Angebote im Rahmen der Demenz-Behandlung, die Autoren verweisen aber auf den dringenden Bedarf weiterer Untersuchungen.

Fazit: Ergotherapeutische Aktivierung kann in unterschiedlichen Stadien der Demenzerkrankung sowie in jedem Versorgungssetting zur Stärkung der Teilhabe, Lebensqualität und Alltagskompetenzen des Betroffenen beitragen.

6.1.5 Körperliche Aktivität

Unter körperlicher Aktivität werden „*alle körperlichen Bewegungen, die einen Energieverbrauch zur Folge haben*" verstanden [167]. Hierzu zählen auch tägliche Routinetätigkeiten in Haushalt, Einkauf und Arbeit, daneben wiederholte gesundheitsorientierte Bewegung sowie Sport. Wissenschaftliche Studien untersuchten daher ein breites Spektrum solcher Aktivitäten. Insgesamt kommt die S3-Leitlinie zu dem Schluss, dass sich Hinweise auf die positive Wirksamkeit körperlicher Aktivierung in Bezug auf kognitive und Alltagsfunktionen sowie auf Verhaltenssymptome zeigen, daneben natürlich allgemein auf Beweglichkeit und Balance. Körperliche Aktivität sollte daher Menschen mit Demenz empfohlen werden. Für die systematische Anwendung einzelner spezieller körperlicher Aktivierungsverfahren liegen allerdings keine ausreichenden Erkenntnisse vor.

Regelmäßige körperliche Aktivität wird auch schon als vorbeugende Maßnahme gegen späteren kognitiven Abbau in allen Lebensaltern, vor allem aber älteren (noch) nicht-demenziell erkrankten Personen empfohlen, ebenso wie bei bereits erkennbaren leichten kognitiven Defiziten. Verschiedene Meta-Analysen bestätigen diesen protektiven Effekt, hingegen konnten nur geringe kognitive Effekte bei bereits vorhandener Demenzerkrankung nachgewiesen werden [168] [169]. Insgesamt erscheinen die wissenschaftlichen Erkenntnisse zu Art und Umfang des Einflusses körperlicher Aktivierung auf die demenzielle Symptomatik etwas uneinheitlich, alle derartigen Studien weisen aber zumindest positive Teileffekte nach. Bereits ein älterer umfangreicher Überblick aus dem Jahr 2004, in den zahlreiche Studien mit zumeist Ausdauer-, Kraft-, kardiovaskulären und Mobilitätstrainings einbezogen wurden, bestätigt einen insgesamt mittleren Effekt körperlicher Betätigung auf kognitiver und funktioneller Ebene sowie auf Verhaltenssymptome [170].

Eine Zusammenstellung verschiedener, sowohl ergotherapeutischer als auch bewegungstherapeutischer Studien kommt zu dem Schluss, dass beide Ansätze den kognitiven Abbau bei bereits erkrankten Personen verzögern können und daher angewendet werden sollten. Direkte Hinweise eines positiven Einflusses auf (Alltags-)Funktionseinschränkungen oder eine resultierende Verzögerung des Übergangs in institutionalisierte Pflege (Pflegeheim) konnten hier aber nicht gefunden werden [171].

Andere Überblicksarbeiten, darunter eine aktuelle aus dem Jahr 2015 [172], weisen jedoch auf vielversprechende Erfolge körperlicher Aktivierungsprogramme hinsichtlich des Erhalts alltagspraktischer Fähigkeiten Demenzerkrankter hin, auch wenn hier dagegen keine Effekte auf kognitiven Abbau erkennbar wurden. Es wurden auch Effekte auf weitere Bereiche wie z. B. Belastung und Lebensqualität pflegender Angehöriger untersucht, die jedoch nur gering waren. Andere in mehreren Studien gefundene positive Einflüsse körperlicher Aktivität betrafen die Stimmung und das Schlafverhalten der Demenzpatienten.

Fazit: Körperliche Aktivität hat sowohl vorbeugende als auch in allen Demenzstadien positive Wirkungen auf unterschiedliche Bereiche wie allgemeine Beweglichkeit, Alltagskompetenz oder Verhaltenssymptome. Sie kann relativ einfach und alltagseingebunden umgesetzt werden.

6.1.6 Künstlerische Therapien

Hinsichtlich des Einsatzes künstlerischer Ausdrucksformen im Rahmen einer Demenzbehandlung beginnen die Meinungsunterschiede schon dabei, ob es sich hier um eine Form der Psychotherapie oder eine Aktivität im Sinne von Beschäftigung handelt [173]. Überblicksarbeiten zu künstlerischen Therapien („creative arts therapy") weisen darüber hinaus meist das Problem auf, dass Studien zu allen möglichen künstlerischen Ausdrucksformen – sei es Musik, Theater, Malerei etc. – zu einem einzigen Ergebnis zusammengefasst werden. Daher lässt sich wenig über die Evidenz einzelner Ansätze sagen, lediglich musiktherapeutische Interventionen scheinen genauer für sich untersucht worden zu sein. Musiktherapeutische Gruppenaktivitäten wurden in verschiedenen Studien auch gegenüber anderen gemeinschaftlichen Beschäftigungsangeboten (z. B. Kochen) getestet und hierbei festgestellt, dass ähnlich große positive Effekte bei den verschiedenen Angeboten auftraten, wobei dieser fehlende Unterschied aber auch teilweise auf forschungsmethodische Probleme zurückzuführen sein kann [174]. Die Autoren ziehen zunächst den Schluss daraus, dass das Potential nichtmedikamentöser Gruppen-Interventionen insgesamt vielversprechend erscheint und – gerade auch für Pflegeheimbewohner – genutzt werden sollte. Sicher ist es hierbei auch sinnvoll zu beachten, welche Aktivitäten oder künstlerischen Betätigungen der demenzerkrankten Person besonders angenehm sind bzw. eventuell auch ihren früheren Interessen entsprechen, um Erfolge zu erzielen.

Musiktherapie

Hier wird zwischen aktiver (selbst musizieren, z. B. Singen) und rezeptiver (Musik hören) Musiktherapie unterschieden. Beide Möglichkeiten haben sich in verschiedenen Untersuchungen als hilfreich im Rahmen der Behandlung von Verhaltenssymptomen erwiesen. Die S3-Leitlinie spricht hierzu eine „Kann"-Empfehlung aus, insbesondere wird die aktive Musiktherapie und ihr günstiger Einfluss auf Angst hervorgehoben. Bei der rezeptiven Musiktherapie wurden geringe Effekte konstatiert, wenn Demenzerkrankte agitiertes oder aggressives Verhalten zeigten, vor allem erscheint hier der Einsatz vom Betroffenen bevorzugter, ihm bekannter Musik sinnvoll.

Vasionyte und Madison [175] weisen auch auf die lebensqualitätserhöhende Wirkung von Musiktherapie bei Demenzerkrankten hin. Andere vergleichende Untersuchungen heben vor allem die positiven Kurzzeiteffekte von Singen und Musiktherapie auf Verhalten und Stimmung hervor – wie und warum Musiktherapie wirkt und ob es auch längerfristige Effekte geben könnte, bedarf jedoch noch der weiteren Forschung [176].

Weitere künstlerische Therapien

Neben Musiktherapie werden auch Kunst-, Tanz- oder Theatertherapie als Beschäftigungsangebote für Demenzpatienten eingesetzt. Allerdings sind diese Therapieformen bislang zu wenig oder nur in nichtrepräsentativen Studien beforscht worden, so dass hier keine ausreichende Evidenz für eine Leitlinien-Empfehlung vorliegt.

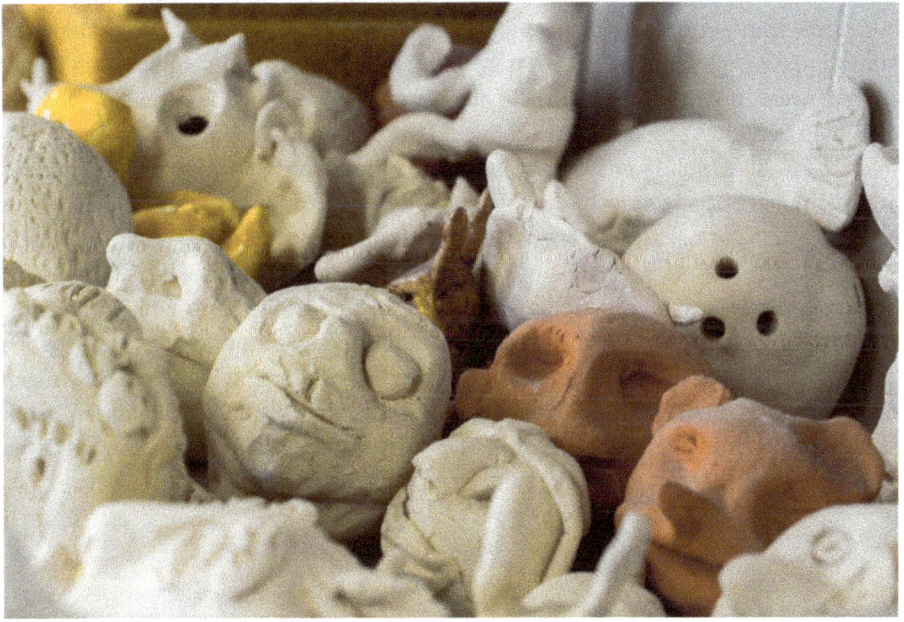

Abb. 14: Beispiel für Kunsttherapie in einer gerontopsychiatrischen Tagesklinik (mit freundlicher Genehmigung des St. Hedwig-Krankenhauses Berlin).

Fazit: Auch wenn die Effekte künstlerischer Therapien bisher oft unzulänglich untersucht sind, haben kreative Betätigung und künstlerische Rezeption das Potential – vor allem wenn sie evtl. auf frühere Interessen und Vorlieben der demenzerkrankten Person treffen – Wohlbefinden, Lebensfreude und Teilhabe zu stärken. Besonders in der institutionalisierten Versorgung sollten auch schwerer Erkrankte nach ihren Möglichkeiten von solchen Angeboten profitieren können.

6.1.7 Sensorische Verfahren

Sensorische Verfahren sollen, wie der Name schon sagt, die Sinne ansprechen und damit zu Entspannung und gesteigertem Wohlbefinden beitragen, teilweise aber auch helfen, Erinnerungen wachzurufen. Verschiedene Verfahren werden in der praktischen Arbeit mit Demenzpatienten mitunter auch kombiniert.

Aromatherapie

Im Rahmen einer Demenzbehandlung werden ätherische Duftöle vor allem zu dem Zweck eingesetzt, Langzeiterinnerungen – die häufig mit Geruchserinnerungen eng verknüpft sind – zu reaktivieren und damit Wohlbefinden bei den Erkrankten auszulösen. Es wird allerdings auch darauf hingewiesen, dass hier sehr sorgsam vorgegangen werden muss, da natürlich ebenso unangenehme Erinnerungen mit bestimmten Gerüchen verknüpft sein können. Darüber hinaus kommen aromatische Öle auch in Zusammenhang mit Massagen (z. B. Handmassage) zur Anwendung, um das Wohlbefinden zu steigern.

Aufgrund der nachgewiesenen, wenn auch nach Forschungsstandards geringen Effekte eingesetzter Aromastoffe auf Verhaltenssymptome bei Patienten mit mittel- bis schwergradiger Demenz spricht die S3-Leitlinie auch hier eine Kann-Empfehlung aus.

Padilla [177] beschreibt in einer Meta-Analyse zur Aromatherapie, dass neben positiven Einflüssen (Entspannung, Verringerung von agitiertem Verhalten) in einigen Studien hautallergische Reaktionen sowie Ängstlichkeit bei den Teilnehmern beobachtet wurden und rät daher zum vorsichtigen Einsatz dieser Methode, bis auch deren Nebenwirkungen besser erforscht sind.

Multisensorische Verfahren

Zu den multisensorischen Verfahren zählt vor allem das „Snoezelen". Damit wird eine Mischung aus Entspannung, oft in eigens bequem eingerichteten Räumen, mit Elementen aus Lichttherapie, rezeptiver Musiktherapie, teils auch Aromatherapie bezeichnet. Das Konzept wurde in den 1970er Jahren in den Niederlanden entwickelt. Snoezelen wird als psychosoziale Intervention meist genutzt, um Verhaltensauffälligkeiten entgegenzuwirken und Stimmung sowie Kommunikation mit Demenzerkrankten zu fördern.

Neuere vergleichende Untersuchungen bescheinigen der Methode „bescheidene Effekte" hinsichtlich der Reduktion von agitiertem Verhalten, wobei aber meist keine Langzeiteffekte vorzufinden seien. Die S3-Leitlinie vergibt auch hier eine „Kann"-Empfehlung, allerdings auf der Basis einer 24-Stunden-Intervention mit Snoezelen, wie sie in einer niederländischen Studie erfolgreich getestet wurde [178].

Weitere sensorische Verfahren

Weitere sensorische Verfahren wie Lichttherapie, Massagen und ähnliche können hinsichtlich ihrer Wirksamkeit noch nicht ausreichend wissenschaftlich bewertet werden, um sie als Empfehlung in die S3-Leitlinie aufzunehmen. Einzelne Studien konnten jedoch auch für diese Behandlungsmöglichkeiten Erfolge zeigen.

Bei einer Lichttherapie erhalten Demenzpatienten mit Schlafstörungen mittels spezieller Lichttherapie-Geräte (die sich z. B. durch hohe Lux-Werte auszeichnen) am Tage eine Bestrahlung mit hellem, weißem Licht. Diese Therapie soll als Zeitgeber fungieren und so die Schlaf-Wach-Funktion normalisieren.

Als gut einsetzbare Massagen werden immer wieder Hand- oder Fußmassagen hervorgehoben. Sie können beruhigen, Entspannung fördern und ebenso Kontakt und Nähe signalisieren, darüber hinaus auch wärmend wirken und durch Einsatz von ätherischen Ölen um einen aromatherapeutischen Aspekt ergänzt werden.

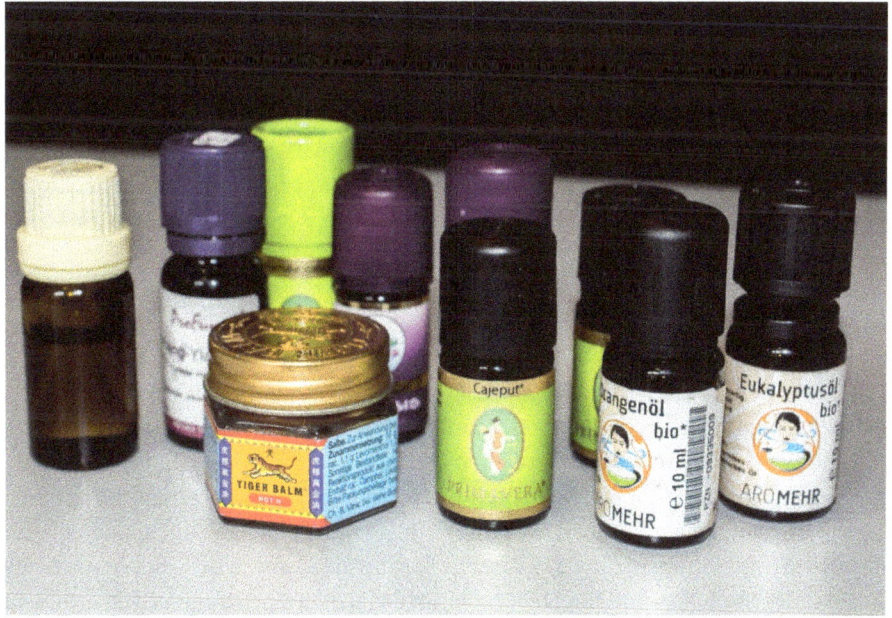

Abb. 15: Material für die Aromatherapie

Ein ähnliches Konzept findet sich in der basalen Stimulation, in den 1970er Jahren als „Konzept menschlicher Begegnung" [179] in der Sonderpädagogik entwickelt, welches also dort gut einsetzbar ist, wo verbale Kommunikation erschwert ist. Hier wird ebenfalls die Kommunikation durch Kontaktaufnahme über den Körper angeregt. Als gute Einsatzmöglichkeit bei Menschen mit schwerer Demenz wird dabei auf die Ganzkörperpflege verwiesen, wie z. B. warme Waschungen („beruhigende Ganzkörperwäsche", z. B. abends als Einschlafhilfe, vgl. Staubach [180]). Die Erfahrung durch Berührung und Bewegung soll aber auch Informationen über sich selbst und die Umwelt ermöglichen. Ebenso wird das Ertasten von Gegenständen, Materialien etc. als sensorische Erfahrung bei der basalen Stimulation eingesetzt.

Fazit: Der Einsatz von sensorischen Reizen in der Behandlung von Menschen mit Demenz sollte behutsam ausgetestet werden, um unerwünschte Effekte zu vermeiden. Dass z. B. Massagen durch ihre beruhigende und entspannende Wirkung das Wohlbefinden von Betroffenen steigern können, wird in der Versorgungspraxis trotz mangelnder Forschungsergebnisse oft bestätigt.

6.1.8 Andere Verfahren

Tagesstrukturierung

Orientierungsschwierigkeiten nehmen im Verlauf einer Demenzerkrankung zu und betreffen nicht nur die räumliche, sondern auch die zeitliche Orientierung. Ein deutliches Anzeichen hierfür ist die Störung des Schlaf-Wach-Rhythmus. Schon bei einer beginnenden Demenz kann daher eine klar festgelegte Tagesstrukturierung sinnvoll sein, die zum einen Wiedererkennungswert und damit Sicherheit bietet und zum anderen die krankheitsbedingt gestörten „endogenen Zeitgeber" [181] ersetzen hilft. Eine Voraussetzung dafür ist die Kenntnis biographischer Zusammenhänge des Betroffenen, seiner Vorlieben, Interessen und Gewohnheiten. Auch auf die Bedeutung fester Aufsteh- und Zubettgeh- sowie Essenszeiten wird häufig hingewiesen. Systematische Untersuchungen der Effekte von Tagesstrukturierungs-Programmen fehlen jedoch bisher weitestgehend.

Validationstherapie

Das Konzept der Validation wurde von Naomi Feil in den 1960er und 70er Jahren entwickelt und lässt sich als emotionsorientierter Ansatz einstufen (IQWIG, 2007). Dabei sollen die Gefühle der Betroffenen akzeptiert und wertgeschätzt werden, ihre Erinnerungen und Einbußen sowie die Bedürfnisse, die ihrem Verhalten zugrunde liegen, anerkannt werden [182]. Als Hauptziel benennt Feil das Wohlbefinden älterer desorientierter Personen, die Realitätsorientierung tritt dabei in den Hintergrund. Als Auslöser für Verhaltensauffälligkeiten oder für das sich in einer anderen Zeit/an einem anderen Ort wähnen des Demenzerkrankten werden vor allem „begrabene" Emotionen, wie z. B. alte Verletztheitsgefühle, die bei dem Betroffenen wieder hochkommen, gewertet. Werden diese aufgegriffen und bestätigt, so Feil, könne dies die Kommunikation verbessern und Ressourcen des Erkrankten mobilisieren.

Die in der Praxis oft erfolgreich angewendete Methode ist ebenfalls bislang nicht ausreichend wissenschaftlich untersucht worden, um Aussagen zu ihrer Evidenz treffen und entsprechende Leitlinien-Empfehlungen abgeben zu können [183] [184].

Fazit: Menschen mit Demenz können sich in klar strukturierten Tagesabläufen oft besser zurechtfinden. Sie profitieren ebenfalls von der wertschätzenden Anerkennung ihrer Person und damit auch ihrer Bedürfnisse und ihrer speziellen Wahrnehmung, auch wenn diese von der Realität abweicht. Auch wenn solche Konzepte bislang wenig untersucht sind, so haben sie sich doch oftmals in der Praxis bewährt.

6.2 Verfahren mit Schwerpunkt auf dem sozialen Kontext

In diesem Abschnitt werden Konzepte beschrieben, die sich an Angehörige, Pflegekräfte und andere Personen wenden, die formell oder informell Menschen mit Demenz betreuen. Ebenfalls soll auf Konzepte eingegangen werden, die einen trialogischen Ansatz verfolgen, d. h. den Demenzerkrankten selbst als möglichst gleichberechtigten Partner mit einbeziehen und sich nicht nur an eine (pflegende) Bezugspersonen wenden.

6.2.1 Angehörigentraining

In der Regel werden demenzkranke Menschen zunächst von ihren Angehörigen gepflegt, was eine hohe Belastung für die Familienmitglieder darstellt (siehe Kapitel 3). Stress, Depressionen und eine Verschlechterung der körperlichen Gesundheit sowie der allgemeine Verlust an Lebensqualität können Folgen sein, weshalb Angehörige immer auch als Mitbetroffene zu betrachten sind. In extremen Fällen können pflegende Angehörige auch Opfer von verbaler oder körperlicher Aggression des Erkrankten werden.

Dies alles kann sich wiederum negativ auf den Demenzkranken selbst auswirken. Daher ist es unerlässlich, neben den Erkrankten selbst auch die Partner und Kinder mit in die Behandlung einzubeziehen. Wie aus den vorausgegangenen Abschnitten ersichtlich, enthalten viele nichtmedikamentöse Behandlungsansätze auch Elemente, die sich an die pflegenden Angehörigen richten (z. B. bei der Selbsterhaltungstherapie).

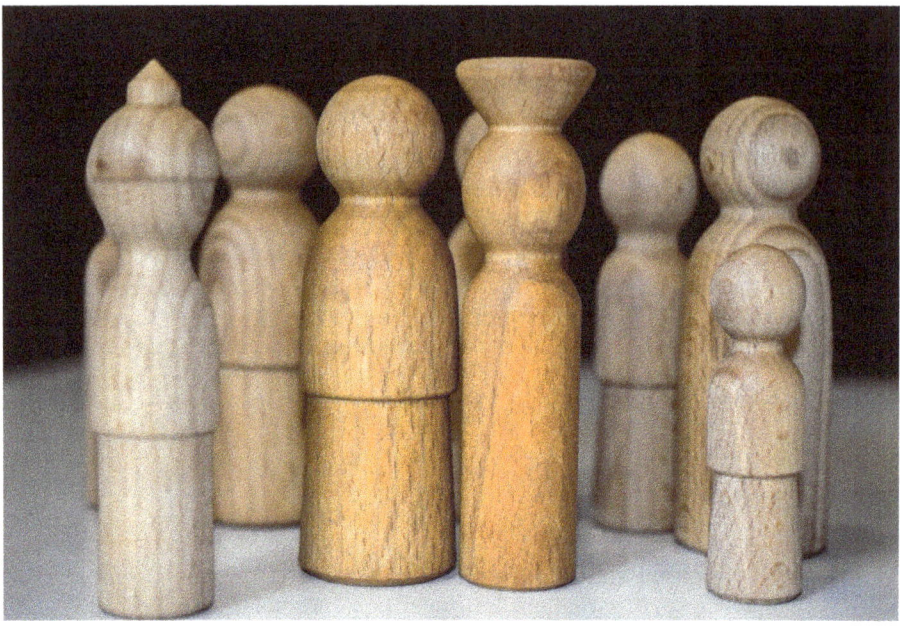

Abb. 16: Der Patient in seinem sozialen Kontext, hier dargestellt mit Materialien aus der systemischen Therapie (mit freundlicher Genehmigung des St. Hedwig-Krankenhauses Berlin).

Charakteristisch für Angehörigentrainings ist eine Schulung von pflegenden Familienmitgliedern hinsichtlich der Erkrankung und der sich daraus ergebenen Besonderheiten der Pflege demenzkranker Menschen, aber auch eine Informationsvermittlung über rechtliche Aspekte und verschiedene Versorgungsoptionen. Solche Schulungsmaßnahmen werden beispielsweise von der Alzheimer Gesellschaft (www.deutsche-alzheimer.de), aber auch von vielen Krankenkassen angeboten.

Die Effekte solcher Angehörigentrainings bzw. -beratungen wurden von Jensen und Kollegen [185] in einer Übersichtarbeit untersucht. Die Autoren konnten zeigen, dass es hierbei moderate Effekte auf Pflegebelastungen und kleinere Effekte auf Depressivität bei den Angehörigen gibt, während der Einfluss auf die Lebensqualität und ein Einfluss auf den Zeitpunkt des Übergangs ins Pflegeheim noch nicht nachgewiesen werden konnte.

6.2.2 Psychotherapie

Neben dem Angehörigentraining gibt es einige weitere Unterstützungsoptionen, die über eine reine Schulung bzw. Psychoedukation deutlich hinausgehen. So kommen Kurz und Wilz [186] zu dem Fazit, dass reine Wissensvermittlung nur geringen Einfluss auf Wohlbefinden und Lebensqualität von Angehörigen habe und daher psychotherapeutische Konzepte notwendig seien, die individuell, langandauernd und alltagsnah zu gestalten sind. Wichtig sind außerdem das Vermitteln von Problemlösestrategien, Ressourcenarbeit, aber auch emotionsorientierten Strategien.

Psychotherapie wurde bereits oben als Hilfsmaßnahme für den Erkrankungsbeginn bei Demenzpatienten beschrieben. Doch auch für stark belastete Familienmitglieder stellt eine Psychotherapie eine wirksame Hilfe dar. In einer kognitiven Verhaltenstherapie werden pflegebezogene irrationale Überzeugungen identifiziert und verändert, das Verhaltensrepertoire angepasst, um so besser mit den Pflegeanforderungen umgehen zu können sowie positive Aktivitäten zu entwickeln [187].

6.2.3 Telefonische Therapie für Angehörige von Menschen mit Demenz (Tele.TAnDem)

Eine ebenfalls psychotherapeutische Intervention entwickelten Wilz und Kollegen [188] mit dem Tele.TAnDem-Programm, dessen Besonderheit vor allem in der telefonischen verhaltenstherapeutischen Kurzintervention liegt. Kerngedanke ist hierbei, dass pflegende Angehörige in der Regel in eine 24-Stunde-Pflege eingebunden, und daher kaum in der Lage sind, aufwändige externe Hilfsangebote zu nutzen. Hierin liegt der besondere Vorteil des Programms, denn durch die telefonische Behandlung können die Angehörige in der eigenen Häuslichkeit verbleiben.

Die Intervention verfolgt dabei vier Ziele:
1. Bessere Nutzung von Unterstützungsangeboten (persönliche oder professionelle)
2. Besserung des Problemlöseverhaltens in Hinsicht auf das Problemverhalten des Patienten
3. Modifikation dysfunktionaler Gedanken
4. Eine Besserung der Emotionsregulation vor allem in Bezug auf die Kernelemente Verlust und Veränderung.

Zur Erreichung dieser Ziele nutzt das Tele.TAnDem-Programm vorranging erprobte, und in ihrer Wirksamkeit erwiesene Verfahren der kognitiven Verhaltenstherapie. Tele.TAnDem wurde auf seine Akzeptanz und Wirksamkeit geprüft und es konnten Effekte auf Lebensqualität und Gesundheit der pflegenden Familienmitglieder festgestellt werden. Aktuell wird das Konzept dahingehend weiterentwickelt, dass es anstatt telefonisch künftig auch online durchgeführt werden kann.

6.2.4 Case Management

Ein weiterer Ansatz zur Hilfe für pflegende Angehörige sind die sogenannten „Case Manager", also externe Spezialisten aus dem Sozial- und Gesundheitswesen, z.B. Sozialarbeiter oder Sozialpädagogen, die zugehend die Therapie und Pflege koordinieren und planen. Hierdurch werden Angehörigen einerseits Informationen vermittelt und andererseits können konkrete Hilfeplanungen vorgenommen werden. Allerdings ist dieses aus den vereinigten Staaten stammende Konzept in Deutschland noch nicht so weit verbreitet, wird hier aber in erster Linie in den Pflegestützpunkten angeboten und organisiert.

Die Effekte des Case Management sind bisher noch nicht erschöpfend erforscht. Es konnten aber zumindest kurzfristige Effekte gezeigt werden [189] hinsichtlich des Risikos, dass Demenzpatienten von ihren Angehörigen frühzeitig in ein Pflegeheim gegeben werden.

6.2.5 Angehörigengruppen

Eine weit verbreitete Methode zur Unterstützung von pflegenden Familienmitgliedern sind Angehörigengruppen. Diese werden z. B. von der Alzheimer-Gesellschaft, aber auch von anderen Trägern angeboten. Diese Gruppen dienen dem Erfahrungs- und Wissensaustausch von betroffenen Angehörigen. In der Regel werden diese Gruppen von einer professionellen Fachkraft angeleitet. Je nach Bedarf werden themenbezogene Sitzungen vorstrukturiert z. B."Praktische Hilfen im Alltag", oder ein Konzept verfolgt, in dem sich die Gruppenteilnehmer mit dem Ziel der psychischen Entlastung offen in einem unstrukturierten aber angeleiteten Setting austauschen können. Dieser Ansatz hat viel mit dem Konzept der Selbsthilfe gemeinsam.

Insbesondere Angehörigengruppen, die sich über längere Zeiträume treffen, zeigten nach einer Meta-Analyse von Chien und Kollegen [190] positive Auswirkungen auf die seelische Gesundheit, Depression, Pflegebelastung und soziale Faktoren. Allerdings scheinen eher weibliche Gruppenmitglieder vom positiven Einfluss auf depressive Symptome bzw. auf die seelische Gesundheit zu profitieren.

6.2.6 Verhaltensmanagement

Eine besonderes Verfahren ist das Verhaltensmanagement, das sich entweder an die Betroffenen selbst oder aber auch in Form einer Schulung an die Angehörigen bzw. Pflegekräfte richtet und zum Ziel hat, Verhaltensauffälligkeiten zu reduzieren. Hierbei sollen verhaltensauslösende Umstände abgeändert werden, erwünschtes Verhalten verstärkt, Routinen aufgebaut sowie Entspannungstechniken eingesetzt werden. Kommunikationstraining für die Bezugsperson stellt einen weiteren Baustein dar [191]. Eine Evidenzaussage lässt sich für dieses Konzept aufgrund der uneinheitlichen Studienlage nicht treffen.

In einer Übersichtsarbeit fanden O'Neill und Kollegen [192] Hinweise auf die Wirksamkeit von Verhaltensmanagement auf Verhaltenssymptome bei Demenzkranken, wenn dieses von Angehörigen oder dem Pflegepersonal vermittelt wird. Allerdings besitzen die gefundenen Ergebnisse auf Grund der nicht zufriedenstellenden methodischen Qualität der Studien nur eine eingeschränkte Gültigkeit, so dass auch hier weitere Forschung angebracht zu sein scheint.

Nichtsdestotrotz sollte ein Angehörigentraining für den Umgang mit Verhaltenssymptomen bei ihren demenzkranken Angehörige laut S3-Leitlinie angeboten werden, da zumindest mit leichten Effekten gerechnet werden könne.

6.3 Verfahren für Patient und Angehörige

In einzelnen Studien untersucht, bisher jedoch vor allem aufgrund ihres oft größeren (auch personellen) Umfangs meist nicht in die Regelversorgung übernommen, sind spezielle kombinierte Angebote, die sich an Menschen mit Demenz und ihre Angehörigen oder Partner wenden. Diese erweisen sich vor allem im frühen bis mittleren Stadium der Erkrankung als sinnvoll bzw. wenn Betroffene und deren Angehörigen/Partner gemeinsam im eigenen Zuhause leben und ihren Lebensalltag auf den Krankheitsverlauf einstellen müssen. Der Hintergrund dieser Programme beruht auf wissenschaftlichen und klinischen Erkenntnissen bezüglich der Motivation und den Konsequenzen frühzeitiger Institutionalisierung (z. B. Umzug ins Pflegeheim) von an einer Demenz erkrankten Person. Der Zeitpunkt der Institutionalisierung ist hierbei nicht nur durch den Schweregrad der Demenz zum gegenwärtigen Zeitpunkt determiniert, sondern in erster Linie durch die Entscheidung des pflegenden Angehörigen, die Pflege im häuslichen Kontext nicht mehr bewältigen zu können [193]. Starke psychische Belastung, Hilflosigkeit und generelles Überforderungserleben spielen hierbei eine große Rolle bei der Entscheidungsfindung. Bekannt ist hingegen auch, dass sich dementielle Erkrankungen mitunter rasch verschlechtern können im Rahmen einer Heimübersiedlung, so dass es sinnvoll erscheint Interventionen zu entwickeln und den Betroffenen zukommen zu lassen, die das Paar (Betroffener/Angehöriger) im Umgang mit der Erkrankung auf eine Weise fördern, die zur Entlastung beider und somit sekundär möglicherweise zu einer verzögerten Institutionalisierung führt.

Ein Beispiel stellt das in Abschnitt 6.1.3 bereits beschriebene Therapieprogramm KORDIAL dar, welches sich hauptsächlich an Demenzpatienten wendet, aber auch die Angehörigen mit einbezieht. Die Therapie und Beratung setzt hierbei an den Alltagsproblemen der Patienten an und nutzt bzw. mobilisiert deren individuelle Ressourcen. Besonders bei zunehmender kognitiver Beeinträchtigung wird dann der Angehörige einerseits als „Co-Therapeut" stärker mit einbezogen, andererseits dahingehend geschult, mit den eigenen Ressourcen achtsamer umzugehen. Ein ähnliches Konzept verfolgt auch die Selbsterhaltungstherapie (siehe ebenfalls Abschnitt 6.1.3), in deren Rahmen Angehörige oder auch Pflegekräfte im kommunikativen Umgang mit den Betroffenen geschult werden bzw. Angehörige als Mitbetroffene selbst gestärkt werden sollen. Einen interessanten und unter z. B. zeitökonomischen Aspekten sehr sinnvollen Ansatz stellen darüber hinaus Förder- und Trainingsprogramme für Demenzpatienten dar, bei denen Angehörige parallel zu den Sitzungen der Betroffenen Information und Beratung erhalten [194], einige Sitzungen aber auch gemeinsam wahrnehmen [195] oder systemisch-lösungsorientierte Beratung unter

Einbeziehung der Perspektiven von pflegenden Angehörigen und Demenzpatienten im frühen Krankheitsstadium angeboten werden [196].

Diesen sogenannten trialogischen Ansatz verfolgt auch das psychosoziale Unterstützungsprogramm DYADEM, das für Menschen mit Demenz und ihre (Ehe)Partner entwickelt wurde. Hier werden mehrere gemeinsame Sitzungen mit beiden Partnern in deren häuslichem Umfeld durchgeführt, die verschiedene Bausteine von Krankheitsaufklärung, Kommunikations- und Problemlösetraining, Entspannungsverfahren, Aufbau von Aktivitäten bis hin zu alltagspraktischen Hilfen im Wohnumfeld beinhalten. Das Programm soll Demenzerkrankten und ihren Partnern dabei helfen, persönliche und gemeinsame Bewältigungsfähigkeiten zu stärken mit dem Ziel des Angebotes, die mit der Erkrankung verbundenen Alltagsprobleme besser zu meistern und damit einen längeren Verbleib demenzkranker Menschen in der eigenen häuslichen Umgebung zu ermöglichen.

Auch in speziellen stationären Rehabilitationsprogrammen wird der Ansatz, Demenzpatienten und ihre (pflegenden) Angehörigen gleichermaßen sowie auch interdisziplinär zu unterstützen, aufgegriffen (siehe auch Abschnit 3.2.2). Ziel eines solchen Rehabilitationsaufenthaltes ist es, die Eigenständigkeit der Erkrankten länger zu erhalten, dem Angehörigen die Pflege zu erleichtern und für beide Leid zu verringern oder zu vermeiden [197]. Dabei liegt der Schwerpunkt des Angebots mitunter mal mehr auf der Arbeit mit dem Angehörigen, mal mehr auf dem Demenzerkrankten. Leider scheint es bislang wenige Therapiezentren zu geben, die einen gemeinsamen Rehabilitationsaufenthalt für Menschen mit Demenz und ihre Angehörigen ermöglichen, wie dies beispielsweise in der Schön-Klinik Bad Aibling oder dem Alzheimertherapiezentrum Ratzeburg der Fall ist (siehe hierzu Kapitel 3 Versorgungslandschaft).

Leitlinien-Empfehlungen gehen bisher lediglich auf die allgemeine geriatrische Rehabilitation bei körperlichen Erkrankungen von Demenzpatienten ein. Diese soll bei leicht- bis mittelgradig betroffenen Demenzkranken ähnliche oder nur leicht geringfügigere Therapieerfolge in puncto Mobilität und Selbstversorgungsfähigkeit bewirken wie bei kognitiv Gesunden und wird daher empfohlen. Auf den Nutzen von Rehabilitationsmaßnahmen für die Demenzerkrankung selbst bzw. auf Angebote für Patient und Angehörige wird hier kein Bezug genommen.

6.4 Sonstige Verfahren und Gestaltungsmaßnahmen

6.4.1 Umgebungsgestaltung

Neben den o.g. nichtmedikamentösen Behandlungskonzepten gibt es vor allem in der institutionalisierten Betreuung vielfältige Ansätze zur Umgebungsgestaltung, die den Alltag von Menschen mit Demenz unterstützen und aufzuwerten sollen.

So hat sich beispielsweise gezeigt, dass eine familienähnliche Essens-Situation in Pflegeeinrichtungen den Ernährungszustand und die Lebensqualität demenzkranker Bewohner zumindest leicht verbessern kann [198] [199]. Dazu zählen z.B. die Einrichtung kleinerer Speiseräume (eher Esszimmern vergleichbar als Speisesälen), eine häusliche Atmosphäre, angenehme Beleuchtung sowie farblich kontrastierte Einrichtung, Orientierungspunkte, ein geringer Geräuschpegel, aber auch Musik [200]. Weitere Studien weisen darauf hin, dass auch eine tägliche Auswahl verschiedener Gerichte positive Effekte auf die o.g. Kriterien hat.

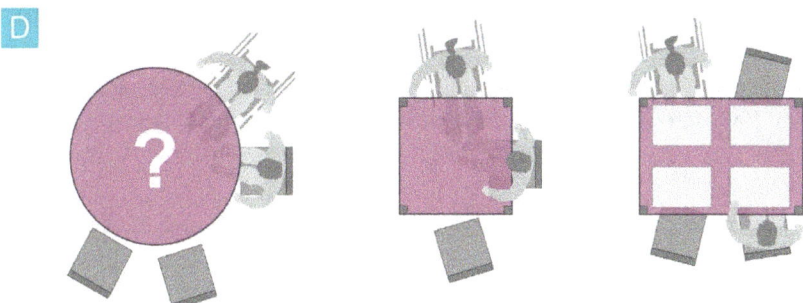

Abb. 17: Territorien am Essplatz. Mit freundlicher Genehmigung von universalRAUM.

Eine detaillierte Übersicht zur Umgebungsgestaltung für Menschen mit Demenz bieten Marquardt und Kollegen [201]. Hinsichtlich grundlegender Einrichtungsentscheidungen in der stationären Betreuung werden hier zunächst Spezialwohnbereiche gegenüber kleinen Wohneinheiten (Wohngruppen) beschrieben, weiterhin gehören dazu die „soziale Dichte" (Anzahl der Menschen pro Quadratmeter oder auch pro Raum) sowie die Gebäudegestaltung insgesamt (wie beispielsweise die Vermeidung zu langer Flure). Zu den Vorteilen von speziellen Demenz-Wohnbereichen gegenüber integrativen (Standard)wohnbereichen liegen unterschiedliche Forschungsergebnisse vor, die o.g. Autoren kommen aber aufgrund ihrer Recherchen zu dem Schluss, dass Verhalten, Alltagsfunktion, Wohlbefinden, soziale Fähigkeiten sowie Orientierung dementer Bewohner in dieser Einrichtungsgestaltung positive Einflüsse erfahren. Ähnliche Ergebnisse lassen sich zum Konzept der kleineren Wohngruppen finden, die in ihrer Struktur den ambulanten „Demenz-Wohngemeinschaften" ähnlich sind [202].

Insgesamt scheinen Strukturen, die eine häusliche, private Atmosphäre ausstrahlen, sich günstiger auf das Wohlbefinden und die sozialen Fähigkeiten demenzerkrankter Bewohner auszuwirken als eine „stationsartige" Einrichtung. Dabei sollte die Möglichkeit bestehen, dass die Bewohner sich in alltagsnahe Betätigungen (wie z.B. Essensvorbereitung) mit einbringen können.

Weiterhin zählen zur demenzfreundlichen Umgebungsgestaltung räumliche Attribute wie Beleuchtung, Geräuschpegel, Raumtemperatur sowie der Einsatz von Farben, Kontrasten und Dekor. Neben der schon beschriebenen Lichttherapie ist hervorzuheben, dass generell bessere (hellere) Beleuchtung die funktionellen Fähigkeiten unterstützt, z. B. auch bei der Nahrungsaufnahme im Essensraum, oder auch zu einer Reduktion von Verhaltensauffälligkeiten führen könne [203]. Ein hoher Geräuschpegel kann sich demgegenüber gegenteilig auf das Verhalten demenzkranker Menschen auswirken oder auch zu sozialem Rückzug führen [204], während angenehme Klänge positiv stimulierend wirken, wie auch schon unter dem Stichwort „Musiktherapie" beschrieben. Zu hohe Raumtemperaturen wurden in Studien mit einer niedrigeren Lebensqualität assoziiert [205]. Farben und Kontraste in der Raumgestaltung helfen vor allem den zahlreichen sehbeeinträchtigten Demenzerkrankten, sich besser zurecht zu finden. Um Stürze zu vermeiden, muss jedoch bei der Bodengestaltung mit Mustern oder Linien umsichtig vorgegangen werden [203].

Als sehr anregende Umgebungsgestaltung werden Gartenanlagen eingeschätzt. Joseph und Kollegen [204] fanden hierfür positive Effekte hinsichtlich verschiedener untersuchter Merkmale wie Depression, Agitation und Stress bei dementen Pflegeheimbewohnern.

Anregungen zu einer demenzfreundlichen baulichen und räumlichen Gestaltung finden sich unter anderem auf der Internetpräsenz der universalRAUM GmbH Institut für evidenzbasierte Architektur im Gesundheitswesen, die demnächst auch ein Planungshandbuch „Alter und Demenz" veröffentlichen:

http://www.eph-demenz.de.

6.4.2 Simulierte Präsenz

Bei der „Simulierten Präsenz" werden Demenzpatienten visuelle oder Audio-Aufzeichnungen von Familienangehörigen vorgespielt. Dabei kann der Inhalt variieren, z. B. je nach Interessen des Betroffenen, bzw. kann Konversationen, Geschichten, gemeinsame Erinnerungen u. a. enthalten. Das Anhören/ Ansehen der Aufzeichnungen soll dem Betroffenen Sicherheit und ein familiäres Gefühl innerhalb einer womöglich fremden Umgebung vermitteln und so Ängste und Stressempfinden reduzieren. Die simulierte Präsenz kann auch dort eingesetzt werden, wo Angehörige aus zeitlichen oder Entfernungsgründen seltener in der Lage sind, die demenzerkrankte Person selbst aufzusuchen. Forschungsergebnisse zu dieser Technik wurden in den 1990er Jahren erstmals veröffentlicht [206]. Eine größere vergleichende Untersuchung bisher vorliegender Studienergebnisse ist derzeit noch in Arbeit [207]. Ein Review von nur vier Studien aus dem Jahr 2008 [208] kommt zu dem eher gemischten Ergebnis, dass simulierte Präsenz von begrenztem Nutzen sei hinsichtlich der Reduzierung von Verhaltensauffälligkeiten und vor ihrem Einsatz sehr genau die individuelle Passung für jeden Teilnehmer an dieser Methode zu prüfen ist. In einer Studie, die simulierte Präsenz mit dem Anhören bevorzugter Musik verglich [209] zeigte sich, dass erstere Methode nur in einigen Bereichen wie verbal agitiertem Verhalten besser zu wirken scheint als das Anhören von Musik. Dabei schien es aber auch egal zu sein, über welche Inhalte die Familienangehörigen sprachen.

6.4.3 Milieutherapie

Unter dem Begriff „Milieutherapie" werden unterschiedliche Aspekte subsumiert, er ist daher schwer allgemein zu beschreiben. Während einerseits Ansätze einer bestimmten Umgebungsgestaltung betont werden, umfasst Milieutherapie in anderen Definitionen auch das soziale Umfeld sowie die Tagesstrukturierung, z. B. in einem Pflegeheim. Ein Grundgedanke dabei ist, die Umgebung an den Demenzerkrankten anzupassen, nicht den Erkrankten an seine Umwelt. Orientierungshilfen, sei es durch Visualisierung, zeitliche Strukturierung oder einen klaren Kommunikationsstil spielen dabei ebenfalls eine Rolle. Kolbe [210] fasst unter Milieutherapie *„zielgerichtete Vorgehensweisen, bei denen die materielle und soziale Umwelt an die krankheitsbedingten Veränderungen der Wahrnehmung, des Erlebens und der Verluste psychisch kranker bzw. wahrnehmungsgestörter Patienten anpasst werden."* Möglicherweise resultierend aus der Weite des Konzepts herrscht ein Mangel an zusammenfassenden Überblicksarbeiten und ausreichend Studien mit zufriedenstellender Qualität. Einige Artikel, die sich mit nichtmedikamentösen Interventionen im Allgemeinen bzw. bei Verhaltensauffälligkeiten befassen, bescheinigen der Milieutherapie dennoch eine moderate Evidenz [211] [212], ohne genauer zu benennen, auf welche Studien Bezug genommen wird bzw. welche konkreten Maßnahmen untersucht wurden.

6.4.4 Technisch unterstützte Therapien

Jenseits der in Abschnitt 3.2.3 beschriebenen technischen Hilfsmittel („AAL"), die Einsatz im Wohnumfeld und für die Pflegeerleichterung finden, halten zunehmend auch im Bereich nichtmedikamentöser Therapien moderne Informations- und Kommunikationstechnologien (IKT) Einzug. Entwickler und Industrie bieten für ältere Menschen mit und ohne Demenz ständig neue Geräte und Anwendungen an, deren tatsächlicher Einsatznutzen bisher weitestgehend nicht wissenschaftlich untersucht wurde. Der Schwerpunkt im therapeutischen Bereich für Demenzpatienten liegt dabei eindeutig auf dem kognitiven Training. Seit wenigen Jahren beschäftigen sich auch Interventionsstudien mit der Untersuchung der Effekte solcher technisch unterstützten Therapieansätze, bislang sind dazu allerdings noch wenige Ergebnisse veröffentlicht. Entsprechend liegen in diesem Bereich auch nur vereinzelte Übersichtsarbeiten vor, die solche Ergebnisse zusammenfassen.

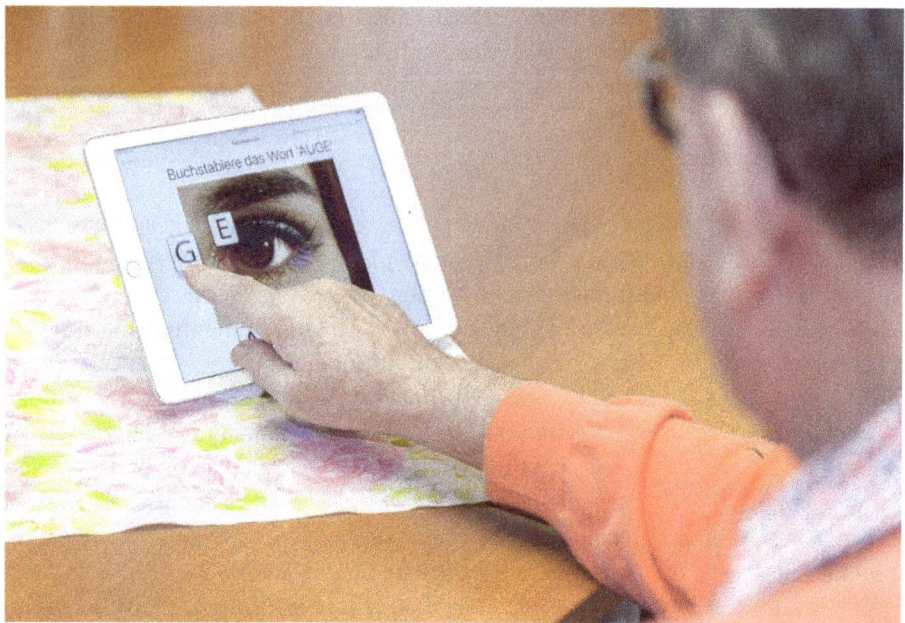

Abb. 18: Spielerisches Aufgabenlösen am Tablet. Das Projekt PflegeTab wird derzeit durchgeführt von der Charité-Universitätsmedizin und der TU Berlin.

So wurden z. B. Studienergebnisse zu technikgestützter Reminiszenztherapie untersucht und befunden, dass vor allem der erleichterte Zugang zu umfangreichen und mulitmedialen Materialien hier einen großen Vorteil bietet. Auch für mobilitätseingeschränkte Personen würde die Teilnahme und Interaktion bei der Reminiszenstherapie durch den Technologieeinsatz besser ermöglicht [213].

Vorteile von IKT liegen vor allem in den Möglichkeiten, die ihre Adaptivität – also Anpassung z. B. von Schwierigkeitsgraden an die jeweiligen Fähigkeiten - und Multimodalität – die sehr vielfältigen Einsatzmöglichkeiten (z. B. von Tablet-Computern) -, bieten. Hier gilt es genauer zu erforschen, ob und wie diese Eigenschaften von Kommunikationstechnologien in der Demenztherapie positive, womöglich herkömmlichen Methoden überlegene Effekte erzielen können.

Die Nutzung von IKT auch für Demenzpatienten stärker zu etablieren und gründlicher zu untersuchen erschließt sich auch vor allem von dem Gedanken her, dass jetzt älter werdende, potentiell betroffene Generationen diese Technologien als selbstverständlichen Teil ihres Alltags verstehen und den Umgang damit zunehmend gewohnt sind. Selbst wenn dies nicht der Fall ist, hat sich gezeigt, dass intuitiv zu erschließende Technik wie beispielsweise Touchscreens, die Aktionen auf einfache Berührung hin ausführen, relativ ohne Scheu als Medium auch von Menschen mit Demenz angenommen werden [214]. Dies bestätigt auch ein Review zu kognitivem Training für (kognitiv nicht eingeschränkte) Ältere mit Computerunterstützung. Die hier betrachteten Studien zeigten, dass sicherer Umgang mit der Technologie keine nötige Voraussetzung für eine erfolgreiche Bewältigung der Aufgaben war und die Ergebnisse ebenso gut oder besser waren als bei herkömmlichen Papier-Bleistift-Aufgaben [215]. Auch eine Übersichtsarbeit zu sogenannten „Serious Games" (wie z. B. Lernspielen, aber auch physisch engagierenden Spielen, bspw. mit einer Wii) für Demenzbetroffene kommt zu dem Ergebnis, dass die Teilnehmer sowohl emotional oder jeweils auch gesundheitlich oder kognitiv von einer solchen aktivierenden Beschäftigung profitieren können [216].

Fazit: Informations- und Kommunikationstechnologien können verschiedene nichtmedikamentöse Ansätze erleichtern, erweitern und bereichern. Spezielle Vorkenntnisse des Demenzpatienten im Umgang mit Computertechnik scheinen dazu nicht notwendig zu sein. Die Effekte der meisten Entwicklungen auf diesem Gebiet sind noch nicht gut erforscht. Auch mit einfachen handelsüblichen Geräten bzw. App- oder Internetinhalten kann jedoch durchaus eine aktivierende Beschäftigung mit Demenzbetroffenen versucht werden.

---

7 Glossar

Acetylcholinesterase-Hemmer (Synonym: Cholinesterasehemmer): Gruppe von Medikamenten zur Behandlung der leichten bis mittelschweren Alzheimer-Demenz
Acetylcholinrezeptoren, nikotinische: Rezeptoren, die u. a. im Gehirn vorkommen und dort durch den Botenstoff Acetylcholin aktiviert werden können, aber auch durch Nikotin und andere nikotinerge Stoffe
Agnosie: Störung des Erkennens
Akinese: starke bis vollständige Bewegungsarmut
Amnesie, anterograde: massive Merkfähigkeitsstörung für neue Bewusstseinsinhalte.
Anämie, perniziösen (Synonym: Morbus Biermer): Blutarmut (Anämie), die durch einen Vitamin B_{12}-Mangel verursacht wird.
Anomie: hier: Benennensstörung
Anosognosie: Krankhaftes Nichterkennen eines neurologischen Ausfalls oder von Krankheitssymptomen (z. B. bei einer demenziellen Erkrankung)
Antiarrhythmika: Medikamente zur Behandlung von Herzrhythmusstörungen
Antidepressiva, trizyklische: Medikamentengruppe zur Behandlung v. a. depressiver Störungen
Antiepileptika (Synonym: Antikonvulsiva): Medikamente zur Behandlung v. a. von Krampfanfällen.
Antihistaminika (Synonym: Histamin-Rezeptorblocker): Medikamentengruppe, die die Wirkung des körpereigenen Botenstoffs Histamin reduzieren oder aufheben und damit v. a. zur Behandlung von Allergien dienen.
Antihypertensiva: Medikamente zur Blutdrucksenkung
Aphasie: Sprachstörung
Apraxie: Handlungsstörung
Ataxie: Oberbegriff für verschiedene Bewegungsstörungen
Atrophie: Abnahme von Gewebe; hier zumeist als Volumenminderung des Gehirns oder seiner Teile gemeint
Benzodiazepine: Gruppe von Medikamenten, die u. a. angstlösende, entspannende, beruhigende und/oder schlaffördernde Wirkung haben können
Beta-Amyloid: Eiweißstrukturen im Gehirn mit antimikrobieller Funktion
Bilirubin: Abbauprodukt von roten Blutkörperchen
Binswanger-Krankheit (Synonym: subkortikale arteriosklerotische Enzephalopathie oder Morbus Binswanger): Erkrankung des Gehirns unterhalb der Großhirnrinde, die durch Gefäßveränderungen (Arteriosklerose) verursacht wurde.
Blutsenkungsgeschwindigkeit (Synonym: Blutsenkungsreaktion): Unspezifisches Suchverfahren bei entzündlichen Erkrankungen bzw. ein Test zur Verlaufsbeurteilung
Bündel, neurofibrilläres: krankhafte Anhäufung von → **Tau –Proteinen** im Gehirn

Computertomographie, kraniale (cCT): Bildgebendes Verfahren des Schädels durch Röntgenaufnahmen in verschiedenen Richtungen
Copingprozess: Prozess zum Umgang mit bedeutsamen oder schwierigen Ereignissen und Situationen
CRP (C-reaktives Protein): Entzündungsparamenter
DEGAM Leitlinie: Medizinische Behandlungsleitlinie der Deutsche Gesellschaft für Allgemeinmedizin und Familienmedizin
Delir: unspezifisches hirnorganisches Syndrom, bei dem es u. a. zu einer Störung von Bewusstsein, Aufmerksamkeit, Gedächtnis, Orientierung und Schlaf, sowie zu psychomotorischen Störungen
Deutscher Pflegerat: Bundesarbeitsgemeinschaft und Dachverband der bedeutendsten Berufsverbände des Pflege- und Hebammenwesen in Deutschland
Donepezil: Medikament zu Behandlung leichter bis mittelschwerer Demenzen
EEG (Elektroenzephalogramm): Verfahren zur Messung der Gehirnströme
Enzym: biologische Riesenmoleküle, die in der Regel aus Eiweißen bestehen
Evidenz: hier: [Erkenntnisse], die sich auf empirische Belege stützen
Falx cerebri (Synonym: Hirnsichel): Struktur im Gehirn, welches aus der harten Hirnhaut gebildet wird und beide Großhirnhemisphären trennt
Fazialisparese: Gesichtslähmung
Fokaltherapie: Form der psychoanalytischen Kurzpsychotherapie
Funktionen, exekutive: Geistige Funktionen, zur Verhaltenssteuerung unter Berücksichtigung der Umweltbedingungen (z. B. Impulskontrolle, Handlungsplanung, Priorisieren)
Galantamin: Medikament zur Behandlung von demenziellen Erkrankungen
Gamma-GT (Gamma-Glutamyl-Transferase): → **Enzym**, das u. a. in der Leber, Nieren, Bauspeicheldrüse und im Dünndarm vorkommt
Gerontopsychiatrie: Fachgebiet der Psychiatrie, das sich mit älteren, psychisch kranken Menschen beschäftigt. Die Gerontopsychiatrie ist u. a. für gerontopsychiatrischen Ambulanzen oder gerontopsychiatrischen Zentren (GPZ) von Bedeutung
Gliazelle: Körperzelle, die Nervenzellen als Stützgewebe dient und zur besseren Weiterleitung elektrischer Impulse beiträgt
Glioblastom: häufigster, bösartiger Gehirntumor beim Menschen
Gliom: Sammelbegriff für Hirntumore an den → **Gliazellen**
GOT (Glutamat-Oxalacetat-Transaminase): bedeutendes → **Enzym** für den Stickstoff-Stoffwechsel
GPT (Glutamat-Pyruvat-Transaminase): → **Enzym**, das in der Leber vorkommt und bei Anstieg auf eine Leberschädigung hindeutet
Hashimoto-Thyreoiditis: Autoimmunerkrankung, bei der es zu einer chronischen Entzündung der Schilddrüse kommt
HbA1c: Form des roten Blutfarbstoffs, an den Glukose gebunden ist
Hemiparese: Halbseitenlähmung

Herdsymptom, neurologisches: Symptom, welches durch eine krankhafte Veränderung an einem klar umrissenen Ort auftritt. Durch die Art des Symptoms kann häufig auf die Lokalisation geschlossen werden

Hippocampus: zentrale Struktur des limbischen Systems; dient der Affektsteuerung und dem Gedächtnis

Homozystein: Aminosäure, die im engen Zusammenhang mit Depression und Demenzen im Alter steht

Hutchinson-Trias: häufiger Komplex aus drei Symptomen bei angeborener Syphilis bestehend aus Innenohrschwerhörigkeit, Hornhautentzündung und tonnenförmiger Veränderung der Schneidezähne

Hyper-/Hypothyreose: Schilddrüsenüber- bzw. -unterfunktion

ICD-10 (International Classification of Diseases): Klassifikationssystem von Krankheiten der Weltgesundheitsbehörde (WHO)

Kuratorium Deutsche Altershilfe (Wilhelmine-Lübke-Stiftung e.V.): entwickelt Konzepte und Modelle für die ambulante und stationäre Altenhilfe, fördert sie und hilft dabei, diese in die Praxis umzusetzen

Kurzzeitpflege: vollstationäre Einrichtung zur kurzzeitigen Pflege und Betreuung von pflegebedürftigen Menschen z. B. bei Urlaub oder Krankheit des pflegenden Angehörigen

Kortex, transentorhinaler: Teil des Schläfenlappens des Gehirns

Kreatinin: wichtiges Stoffwechselprodukt der Nieren

Läsion: Schädigung, Verletzung

Lakune: Bucht oder Vertiefung im Gewebe oder in einem Organ

Lewy-Körper: krankhafte Einschlusskörperchen aus Proteinen in den Nervenzellen

Lipide: Gruppe von teilweise oder völlig wasserunlöslichen Naturstoffen (z. B. Fette und Öle)

Magnetresonanztomographie, zerebrale (cMRT): Bildgebendes Verfahren des Schädels mithilfe von starken magnetischen Feldern

Medizinischer Dienst der Krankenversicherung (MDK): regional tätiger, medizinischer, zahnmedizinischer und pflegerischer Beratungs- und Begutachtungsdienst für die gesetzlichen Kranken- und Pflegeversicherungen

Metaanalyse: statistische Zusammenfassung von Primär-Studien zu Metadaten zum Zwecke der Effektgrößenschätzung

Muskelrelaxantien: Medikamentengruppe, die eine Entspannung der Skelettmuskulatur bewirkt

Neuroleptika (Synonym: Antipsychotika): Psychopharmaka mit einer beruhigenden und antipsychotischen Wirkung

Paraparese: unvollständige Lähmung beider Beine

Paraphasie, semantische: Wortverwechselungsstörung und damit Symptom einer →
Aphasie

Pflegegeld: Sozialleistung nach Sozialgesetzbuch zur Sicherstellung der Durchführung und Gewährleistung der Qualität der Pflege von pflegebedürftigen Menschen.

Plaques, neuritische: Eiweißablagerungen aus → **Beta-Amyloiden**, die bei der Alzheimer-Demenz im Gehirn vorzufinden sind
Psychoedukation: Systematische, strukturierte und wissenschaftlich fundierte Wissensvermittlung von Informationen über die psychische Gesundheit sowie störungsrelevanter Informationen.
Review: Systematische Übersichtsarbeit, die den wissenschaftlichen Forschungsstand zu einem umrissenen Thema darstellt
Rivastigmin: Medikament zur symptomatischen Behandlung der leichten bis mittelschweren Alzheimer-Demenz
S3-Leitlinie: medizinische Leitlinie mit der höchsten Qualität der Entwicklungsmethodik
Schlaganfall, strategischer: Schlaganfall in einer hirnorganisch besonders wichtigen Stelle
Screeningtest: grober, medizinischer Suchtest nach einer bestimmten Krankheit
Serotoninwiederaufnahmehemmer (Synonym: selektive Serotoninwiederaufnahmehemmer, SSRI): Gruppe von Antidepressiva, die am Serotonin-Transport ihre Wirkung entfalten
Sozialpsychiatrischer Dienst (SPD): bietet Hilfe und Beratung für psychisch erkrankte Menschen, deren Angehörige, Freunde oder Kollegen
Steroide: Gruppe von Verbindungen, die im menschlichen Stoffwechsel u. a. eine Rolle bei der hormonellen Steuerung spielen
Syndrom, extrapyramidales: Störung des Bewegungsablaufes, gekennzeichnet durch eine Zunahme oder Verminderung von Bewegungen bei erhöhter oder verringerter Muskelspannung
Syndrom, organisch amnestisches: durch eine Gehirnschädigung verursachte Störung des Kurz- und Langzeitgedächtnisses
Tagespflege, gerontopsychiatrische: Tage- oder wochenweise teilstationäre pflegerische Versorgung von älteren, psychisch kranken Menschen.
Tau-Protein: Eiweiß, das beim Transport von Nährstoffen und anderen Substanzen innerhalb der Nervenzelle hilft
Thalamusinfarkt: Schlaganfall im Thalamus, dem „Tor zum Bewusstsein", der vor allem für die Wahrnehmung von sensibel-sensorischen Informationen verantwortlich ist
TPHA (Treponema-Pallidum-Hämagglutinations-Assay): ist ein Syphilistest
Trialogseminar: Erprobte Seminarform unter gleichberechtigten Bedingungen von Menschen mit psychischen Störungen, deren Angehörigen und Experten
TSH (Thyreoidea-stimulierendes Hormon oder Synonym: Thyreotropin): Hormon, dass stimulierend auf das Wachstum, die Jodaufnahme und die Hormonbildung der Schilddrüse wirkt
Ubiquitin-Antikörper: hier: Verfahren zum Nachweis von → **Lewy-Körpern** in Nervenzellen
vaskulär: das Gefäßsystem betreffend

Verhinderungspflege: Leistung der Pflegeversicherung, für die Kompensation von Kosten, die sich daraus ergeben, dass eine private Pflegeperson vorübergehenden an der Pflege gehindert ist
Versorgung, integrierte: fach- und sektorenübergreifendes Versorgungskonzept im Gesundheitswesen
Wii: Spielkonsole, bei der Spielfiguren oder -elemente durch die Bewegungen des Spielers gesteuert werden können
zentralvegetativ: bezogen auf den zentralen Teil des unwillkürlichen Nervensystems
zerebrovaskulär: die Blutgefäße bzw. die Blutversorgung des Gehirns betreffend
ZNS (Zentrales Nervensystem): Teilsystem des Nervensystems; beim Menschen bestehend aus Gehirn und Rückenmark

8 Literatur

1. Alzheimer A. Über eine eigenartige Erkrankung der Hirnrinde. Zeitschrift für Psychiatrie und psychiatrisch-gerichtliche Medizin 1907;64, 146–148
2. Haass C, Lemere CA, Capell A, Citron M, Seubert P, Schenk D, Lannfelt L Selkoe DJ. The Swedish mutation causes early-onset Alzheimer's disease by beta-secretase cleavage within the secretory pathway. Nat Med 1995;1(12): 1291–1296
3. Wiltfang J, Lewczuk P, Riederer P, Grünblatt E, Hock C, Scheltens P, Hampel H, Vanderstichele H, Iqbal K, Galasko D, Lannfelt L, Otto M, Esselmann H, Henkel AW, Kornhuber J, Blennow K. Consensus paper of the WFSBP Task Force on Biological Markers of Dementia: the role of CSF and blood analysis in the early and differential diagnosis of dementia. World J Biol Psychiatry 2005;6(2): 69–84
4. Braak H, Braak E. Morphologie der Alzheimer-Demenz. Fortschr Med 1990;108 (33): 621–624
5. Schröder H, Giacobini E, Struble RG, Zilles K, Maelicke A, Luiten PG, Strosberg AD. Cellular distribution and expression of cortical acetylcholine receptors in aging and Alzheimer's disease. Ann NY Acad Sci 1991;640: 189–192
6. Blennow K, deLeon M, Zetterberg H. Alzheimer's Disease. Lancet 2006;368: 387–403
7. Farrer LA, Cupples LA, Haines JL, Hyman B, Kukull WA, Mayeux R, Myers RH, Pericak-Vance MA, Risch N, van Duijn CM. Effects of age, sex, and ethnicity on the association between apolipoprotein E genotype and Alzheimer disease. A meta-analysis. APOE and Alzheimer Disease Meta Analysis Consortium. JAMA 1997;278 (16): 1349–1356
8. Rapp MA, Schnaider-Beeri M, Grossman HT, Sano M, Perl DP, Purohit DP, Gorman JM, Haroutunian V. Increased hippocampal plaques and tangles in patients with Alzheimer disease with a lifetime history of major depression. Arch Gen Psychiatry 2006; 63(2), 161–167
9. Price JL, Morris JC. Tangles and plaques in nondemented aging and „preclinical" Alzheimer's disease. Ann Neurol 1999;45(3): 358–368
10. Chong MS, Sahadevan S, Preclinical Alzheimer's disease: diagnosis and prediction of progression. Lancet Neurol 2005;4(9): 576–579
11. Kurz A. „BPSSD": Verhaltensstörungen bei Demenz. Nervenarzt 1998;69(3): 269–273
12. Vitiello MV, Prinz PN, Williams DE, Frommlet MS, Ries RK. Sleep disturbances in patients with mild-stage Alzheimer's disease. J Gerontol 1990;45(4): 131–138
13. Cohen-Mansfield J. Agitated behaviors in the elderly: II. Preliminary results in the cognitively deteriorated. J Am Geriatr Soc 1986;34(10): 722–727
14. Burns A, Jacoby R, Levy R. Psychiatric phenomena in Alzheimer's disease: I. Disorders of thought content. Br J Psychiatry 1990;157: 72–76
15. Raskind MA, Peskind ER. Alzheimer's disease and related disorders. Med Clin North Am 2001;85(3): 803–817

16. Holmes C, Cairns N, Lantos P, Mann A. Validity of current clinical criteria for Alzheimer's disease, vascular dementia and dementia with Lewy bodies. British Journal of Psychiatry 1999; 174: 45–50.
17. McKeith IG, Galasko D, Kosaka K, Perry EK, Dickson DW, Hansen LA, Salmon DP, Lowe J, Mirra SS, Byrne EJ, Lennox G, Quinn NP, Edwardson JA, Ince PG, Bergeron C, Burns A, Miller BL, Lovestone S, Collerton D, Jansen EN, Ballard C, de Vos RA, Wilcock GK, Jellinger KA, Perry RH. Consensus guidelines for the clinical and pathologic diagnosis of dementia with Lewy bodies (DLB): Report of the Consortium on DLB international workshop. Neurology 1996;47(5): 1113–1124.
18. Gustafson L. Frontal lobe degeneration of non-Alzheimer type: II. Clinical picture and differential diagnosis. Archives of Gerontology & Geriatrics 1987;6(3): 209–223.
19. Hodges JR. Exploring disorders of semantic memory. In: Cermak LS, editor. Neuropsychological explorations of memory and cognition: Essays in honor of Nelson Butters. Critical issues in neuropsychology. New York, NY, USA: Plenum Press.1994: 77–94.
20. Snowdon DA, Greiner LH, Mortimer JA, Riley KP, Greiner PA, Markesbery WR. Brain infarction and the clinical expression of Alzheimer disease: the nun study. JAMA 1997;277: 813–817.
21. Román GC, Tatemichi TK, Erkinjuntti T, Cummings JL, Masdeu JC, Garcia JH, Amaducci L, Orgogozo JM, Brun A, Hofman A. Vascular dementia: diagnostic criteria for research studies. Report of the NINDS-AIREN International Workshop. Neurology 1993;43(2):250–60.
22. Clarfield AM. The reversible dementias: do they reverse? Annals of Internal Medicine. 1988;109(6): 476–86.
23. Peters R., Peters J., Warner J., Beckett N., Bulpitt, C. Alcohol, dementia and cognitive decline in the elderly: a systematic review. Age and ageing 2008;37(5): 505–512.
24. Berger AK, Small BJ, Forsell Y, Winblad B, Bäckman L. Preclinical symptoms of major depression in very old age: A prospective longitudinal study. Am J Psychiatry 1998;155(8): 1039–1043.
25. Bundesministerium für Gesundheit. Zukunftswerkstatt Demenz, http://www.bmg.bund.de/themen/pflege/demenz/zukunftswerkstatt-demenz.html letzter Zugriff: 16.03.2016
26. Bundesministerium für Familien, Senioren, Frauen und Jugend/ Bundesminiserium für Gesundheit. Gemeinsam für Menschen mit Demenz, Die Handlungsfelder, 2012 http://www.bmfsfj.de/RedaktionBMFSFJ/Abteilung3/Pdf-Anlagen/demografie-agenda-allianz-fuer-menschen-mit-demenz,property=pdf,bereich=bmfsfj,sprache=de,rwb=true.pdf Letzter Zugriff 22.04.2016
27. ZQP, Hochschule Osnabrück, Qualitätsrahmen für Beratung in der Pflege,1. Entwurf vom 29.02.2016

28. Norton S, Matthews FE, Barnes DE, Yaffe K, Brayne C. Potential for primary prevention of Alzheimer's disease: an analysis of population-based data. The Lancet – Neurology 2014;13(8): 788–794
29. De Rynck P. „Ich bin noch immer derselbe Mensch" Aufruf zu einer neuen Kommunikation über Demenz, EFID 2012
30. Wissmann P. „Vom „Kranken" zum „Bürger mit Demenz". Pflegen:Demenz 2012;22: 24–27
31. Beauftragte der Bundesregierung für die Belange behinderter Menschen. Die UN-Behindertenkonvention. Übereinkommen über die Rechte von Menschen mit Behinderungen, 2008. https://www.behindertenbeauftragter.de/SharedDocs/Publikationen/DE/Broschuere_UNKonvention_KK.pdf?__blob=publicationFile letzter Zugriff 24.3.2016
32. BMFSJF, BMG, Herausgeber, Charta der Rechte hilfe- und pflegebedürftiger Menschen, 2010
33. Gerlinger, T. Regionale Ungleichheiten bei der Vorhaltung ambulanter medizinischer Versorgungseinrichtungen. Dossier Gesundheitspolitik. Bundeszentrale für politische Bildung. http://www.bpb.de/politik/innenpolitik/gesundheitspolitik/153680/regionale-versorgungsungleichheit Letzter Zugriff: 26.04.2016
34. Destatis Pflegestatistik 2013. Pflege im Rahmen der Pflegeversicherung. Deutschlandergebnisse, Statistisches Bundesamt 2015 https://www.destatis.de/DE/Publikationen/Thematisch/Gesundheit/Pflege/PflegeDeutschlandergebnisse5224001139004.pdf?__blob=publicationFile Letzter Zugriff 22–04.2016
35. Spangenberg L, Glaesmer H, Brähler E, Strauß B. Inanspruchnahme familiärer Ressourcen bei späterem Pflegebedarf. Betreuungswünsche und angenommene Pflegebereitschaft von Angehörigen in der Allgemeinbevölkerung. Bundesgesundheitsbl 2012;55: 954–960
36. Jacobs K, Kuhlmey A, Greß S, Schwinger A. Herausgeber. AOK Pflege-Report 2016. Schwerpunkt: Die Pflegenden im Fokus. WIdO. Stuttgart: Schattauer 2016
37. Jurk R, Amanatidis E, Matthes C, Schuster M, Schützwohl M. Behandlungsbedürfnis und Inanspruchnahmeverhalten bei Demenzerkrankungen (BIADEM). Versorgungsforschung für Patienten und ihre pflegenden Angehörigen, Versorgungsforschung für Patienten und ihre pflegenden Angehörigen. Abschlussbericht. 2012 https://www.deutsche-alzheimer.de/fileadmin/alz/pdf/BIADEM_Abschlussbericht.pdf letzter Zugriff: 24.03.2016
38. Zank S, Schacke C. Längsschnittstudie zur Belastung pflegender Angehöriger von demenziell Erkrankten (LEANDER) Abschlussbreicht Phase 2. Ergebnisse der Evaluation von Entlastungsangeboten, 2007 https://www.hf.uni-koeln.de/data/gerontologie/File/Leander%20II%20-%20vollstaendiger%20Bericht.pdf letzter Zugriff: 24.03.2016
39. Stierlin H. Gerechtigkeit in nahen Beziehungen, erste Auflage. Heidelberg: Carl-Auer-Systeme-Verlag, 2005
40. Häusler A, Krause-Köhler K, Niemann-Mirmehdi M, Nordheim J, Rapp MA. Psychosoziale Therapie bei beginnender Demenz – Das DYADEM-Unterstüt-

zungsprogramm für Menschen mit Demenz und ihre Partner. Frankfurt a.M.: Mabuse-Verlag, 2014

41. Franke L. *Demenz in der Ehe : über die verwirrende Gleichzeitigkeit von Ehe- und Pflegebeziehung in der psychosozialen Beratung für Ehepartner Demenzkranker.* Frankfurt a.M.: Mabuse-Verlag, 2005

42. Schneekloth U, Wahl H. Herausgeber, Möglichkeiten und Grenzen selbständiger Lebensführung in stationären Einrichtungen (MUG IV). Demenz, Angehörige und Freiwillige, Versorgungssituation sowie Beispielen für „Good Practice". Integrierter Abschlussbericht." Forschungsprojekt im Auftrag des Bundesministeriums für Familie Senioren, Frauen und Jugend, München 2007 http://www.bmfsfj.de/RedaktionBMFSFJ/Abteilung3/Pdf-Anlagen/abschlussbericht-mug4,property=pdf,bereich=bmfsfj,sprache=de,rwb=true.pdf letzter Zugriff: 24.03.2016

43. Rapp MA, Decker A, Klein U, Duch T, Treusch Y, Majic T, Petermann A, Hildebrand C, Heinz A, Gutzmann H. Verhaltenssymptome bei Demenz in Pflegeeinrichtungen. Evaluation eines Tandemprojekts pflegerischer und ärztlicher Leitlinien (VIDEANT). Zeitschrift für Gerontopsychologie und -psychiatrie 2008;21 (3): 205–214

44. Kessler E., Psychotherapie der Depression im Seniorenheim (PSIS): eine Initiative zur Förderung klinisch-alternspsychologischer Interventionen in Grenzsituationen des Alters, Verhaltenstherapie & psychosoziale Praxis 2011,43(4): 899–907

45. Berliner Wohnteilhabegesetz https://www.berlin.de/sen/soziales/berliner-sozialrecht/land/rv/wtg.html Letzter Zugriff: 15.03.2016

46. PfiFf, Pflege in Familien fördern. http://www.aok-pfiff.de letzter Zugriff 24.03.2016

47. Jacobs K, Kuhlmey A, Greß S, Schwinger A. AOK Pflegereport 2015, Schwerpunkt: Pflege zwischen Heim und Häuslichkeit.WIdO. Stuttgart: Schattauer 2015

48. Projekt des BFSFJ und der Deutschen Alzheimer Gesellschaft e.V. Selbsthilfe Demenz 2007–2010 – Alleinlebende Demenzkranke

49. Zentrum für Qualität in der Pflege. Ergebnisse repräsentative ZQP-Befragung „Demenz „. 2014 https://www.zqp.de/upload/content.000/id00425/attachment00.pdf letzter Zugriff 24.03.2016

50. Bundesministerium für Arbeit und Soziales, Unser Weg in eine inklusive Gesellschaft. Der nationale Aktionsplan der Bundesregierung zur Umsetzung der UN-Behindertenrechtskonvention. 2011 https://www.bmas.de/SharedDocs/Downloads/DE/PDF-Publikationen/a740-nationaler-aktionsplan-barrierefrei.pdf?__blob=publicationFile letzter Zugriff: 24.03.2016

51. Remmel-Faßbender R. Case- und Care Management – Bedarf und Anforderungen in der Altenhilfe. In: Soziale Arbeit für alte Menschen. Zippel C., Kraus S, Herausgeber,Frankfurt a.M.: Mabuse-Verlag 2009

52. Steinkamp G, Werner B. Der Einfluß eines Gerontopsychiatrischen Zentrums auf die Versorgungungsqualität psychisch erkrankter älterer Menschen. Zeitschrift für Gerontologie und Geriatrie 2000;33(1): 59–66
53. Isfort M, Klostermann, J, Gehlen D, Siegling B. Pflege-Thermometer 2014, Eine bundesweite Befragung von leitenden Pflegekräften zur Pflege und Patientenversorgung von Menschen mit Demenz im Krankenhaus. Herausgegeben von: Deutsches Institut für angewandte Pflegeforschung e.V. (dip), Köln 2014 http://www.dip.de/fileadmin/data/pdf/projekte/Pflege-Thermometer_2014.pdf Letzter Zugriff: 24.03.2016
54. Deutsche Gesellschaft für Psychiatrie und Psychotherapie, Psychosomatik und Nervenheilkunde (DGPPN), Deutsche Gesellschaft für Neurologie (DGN), Herausgeber. S3-Leitlinie „Demenzen". 2016
55. Romero B. Das Konzept der Selbsterhaltungstherapie (SET): Evidenzbasiertes Beispiel einer intergrierten ressorcenorientierten Demenzbehandlung. 2013
56. Korczak D, Steinhauser G, Kuczera C. Effektivität der ambulanten und stationären geriatrischenRehabilitation bei Patienten mit der Nebendiagnose Demenz. Deutschen Institut für Medizinische Dokumentation und Information (DIMDI), Herausgeber, Schriftenreihe Health Technology Assessment 2012;122
57. Bundesministerium für Gesundheit, Abschlussbericht zur Studie: Unterstützung Pflegebedürftiger durch technische Assistenzsysteme, 2013
58. Zank S. Einstellungen alter Menschen zur Psychotherapie und Prädiktoren der Behandlungsbereitschaft bei Psychotherapeuten. Verhaltenstherapie und Verhaltensmedizin. 2002;23 (2) 181–194
59. Maercker A. Alterspsychotherapie. Psychotherapeut 2003; 48(2): 132–149
60. Busch MA, Maske UE, Ryl L, Schlack R, Hapke U. Prävalenz von depressiver Symptomatik und diagnostizierter Depression bei Erwachsenen in Deutschland. Bundesgesundheitsbl. 2013; 56(5–6): 733–739
61. Rübenach P. Todesursache Suizid. Statistisches Bundesamt. Herausgeber. Wirtschaft und Statistik 10/2007 https://www.destatis.de/DE/Publikationen/WirtschaftStatistik/Gesundheitswesen/AktuellSuizid.pdf?__blob=publicationFile Letzter Zugriff: 19.04.2016
62. Maercker A, Enzler A, Grimm G, Helfenstein E, Ehlert U. Inanspruchnahme und Psychotherapiemotivation in einer repräsentativen Bevölkerungsstichprobe über 65-Jähriger – Ergebnisse der Zürcher Altersstudie. Psychother Psychosom Med Psychol 2005; 55 (3/4): 177–182.
63. Peters M. Aspekte der Psychotherapiemotivation Älterer und Möglichkeiten ihrer Förderung. Klinische Psychotherapie mit älteren Menschen 2000, 25–33.
64. Hirsch RD. Psychotherapie bei Menschen mit Demenz. Psychotherapie 2009; 14 (2): 317–331
65. Büscher A, Holle B, Emmert S, Fringer A. Beratungsbesuche nach § 37 Abs. 3 SGB XI. Eine empirische Bestandsaufnahme, Veröffentlichungsreihe des Instituts für Pflegewissenschaft an der Universität Bielefeld (IPW) 2010

66. Vögli S. Case Management und Zugehende Beratung bei Demenz, Alzheimervereinigung Aargau. 2013
67. Juris GmbH – Juristisches Informationssystem für die BRD. Gesetz zur sozialen Absicherung des Risikos der Pflegebedürftigkeit (Pflege-Versicherungsgesetz PflegeVG) https://www.gesetze-im-internet.de/bundesrecht/pflegevg/gesamt.pdf Letzter Zugriff 22.04.2016
68. Sünderkamp S, Weiß C, Rothgang H. Analyse der ambulanten und stationären Pflegenoten hinsichtlich der Nützlichkeit für den Verbraucher. Pflege 2014;27(5): 325–336
69. Zentrum für Qualität in der Pflege. ZQP Bevölkerungsbefragung „Aggression und Gewalt in der Pflege". Durchführung FORSA 2014 http://zqp.de/upload/content.000/id00148/attachment02.pdf Letzter Zugriff: 22.04.2016
70. Zentrum für Qualität in der Pflege. ZQP-Themenreport „Gewaltprävention in der Pflege", 2015 http://gewalt-pflege.de/broschuere.html letzter ZUgriff 22.04.2016
71. Institut für Demoskopie Allensbach, Pflege in Deutschland – Ansichten der Bevölkerung über Pflegequalität und Pflegesituation", 2009
72. Geyer J., Einkommen und Vermögen der Pflegehaushalte in Deutschland, DIW Wochenbericht 2015;14&15: 323–329
73. Büscher A, Dorin L. Pflegebedürftigkeit im Alter. Berlin/Boston: de Gruyter 2014
74. Hachinski VC, Lassen NA, Marshall J. Multi-infarct dementia: a cause of mental deterioration in the elderly. The Lancet 1974;304(7874): 207–209.
75. Scheltens P, Fox N, Barkhof F, De Carli C. Structural magnetic resonance imaging in the practical assessment of dementia: beyond exclusion. Lancet Neurol 2002;1 (1), 13–21
76. World Health Organization. The ICD-10 classification of mental and behavioural disorders: clinical descriptions and diagnostic guidelines. Geneva: World Health Organization 1992
77. Gudemann WE, Leszcynski C, Lord W, Herausgeber.: Lexikon der Psychologie. Lexikoninstitut Bertelsmann. Gütersloh: Bertelsmann-Lexikon-Verl. 1995
78. Zimbardo PG; Gerrig RJ.; Hoppe-Graff S. Herausgeber Psychologie. 7., neu übers. und bearb. Aufl., Nachdr. Berlin: Springer (Springer-Lehrbuch) 2003
79. Milner B, Corkin S, Teuber HL: Further analysis of the hippocampal amnesic syndrome. 14-year follow-up study of H.M. Neuropsychologia 1968;6(3): 215–234
80. Ivemeyer D, Zerfaß R. Demenztests in der Praxis. Ein Wegweiser. 2., aktualisierte und erw. Aufl. München: Urban & Fischer 2007
81. Moritz S, Ferahli S, Naber D. Memory and attention performance in psychiatric patients: lack of correspondence between clinician-rated and patient-rated functioning with neuropsychological test results. J Int Neuropsychol Soc 2004;10: 623–33
82. Burleigh E. Can doctors predict patients' abbreviated mental test scores. Age Ageing 2002;31: 303–6

83. van Oijen M, de Jong, FJ, Hofman A, Koudstaal PJ, Breteler MM. Subjective memory complaints, education, and risk of Alzheimer's disease. Alzheimer's & dementia : the journal of the Alzheimer's Association 2007;3(2): 92–97
84. Pendlebury ST, Klaus SP, Mather M, de Brito M; Wharton RM.: Routine cognitive screening in older patients admitted to acute medicine: abbreviated mental test score (AMTS) and subjective memory complaint versus Montreal Cognitive Assessment and IQCODE. Age and ageing 2015;44(6): 1000–1005
85. Jonker C, Geerlings MI, Schmand B. Are memory complaints predictive for dementia? A review of clinical and population-based studies. Int J Geriatr Psychiatry 2000; 15(11): 983–91
86. van Oijen M, de Jong, FJ, Hofman A, Koudstaal PJ, Breteler MM. Subjective memory complaints, education, and risk of Alzheimer's disease. Alzheimer's & dementia : the journal of the Alzheimer's Association 2007;3(2): 92–97
87. Stechl E, Lämmler G, Steinhagen-Thiessen E, Flick U. Subjektive Wahrnehmung und Bewältigung der Demenz im Frühstadium – SUWADEM. Z Gerontol Geriatr 2007;40(2): 71–80
88. van Oijen M, de Jong, FJ, Hofman A, Koudstaal PJ, Breteler MM. Subjective memory complaints, education, and risk of Alzheimer's disease. Alzheimer's & dementia : the journal of the Alzheimer's Association 2007;3(2): 92–97
89. Kahneman D, Tversky A. Prospect Theory: An Analysis of Decision under Risk. Econometrica 1979;47:263
90. Blazejewski. Demenz: Leitlinie Langfassung. 2008th ed. Düsseldorf: Omikron Publ; 2008.
91. Schoof-Tams. S2e Leitlinie Diagnostik und Therapie von Aufmerksamkeitsstörungen bei neurologischen Erkrankungen. Leitlinien neuropsychologische Diagnostik und Therapie, AWMF Registriernummer 030/135, Stand 07.12.2011
92. Deutsches Zentrum für Altersfragen: Informationsdienst Altersfragen. Heft 06/2008
93. Sturm, W. Aufmerksamkeitsstörungen. Göttingen: Hogrefe 2005
94. Sturm W. Aufgaben und Strategien neuropsychologischer Diagnostik. In: Sturm W, Herrmann M, Münte TF. Herausgeber: Lehrbuch der Klinischen Neuropsychologie. 2. Aufl. Heidelberg: Spektrum 2009;317–328
95. Sturm W, George S, von Giesen HJ, Hildebrandt H, Nyffeler T, Spatt J, Schoof-Tams K, Wallesch CW. Diagnostik und Therapie von Aufmerksamkeitsstörungen bei neurologischen Erkrankungen. In: Diener HC, Weimar C. Herausgeber. Leitlinien für Diagnostik und Therapie in der Neurologie Thieme: Stuttgart 2012;1096–1111
96. Reisberg B, Ferris SH, de Leon MJ, Crook T. The Global Deterioration Scale for assessment of primary degenerative dementia. Am J Psychiatry. 1982 Sep;139(9): 1136–9
97. Gauggel S, Sturm W.: Leitlinien der Gesellschaft für Neuropsychologie (GNP) für neuropsychologische Diagnostik und Therapie. Zeitschrift für Neuropsychologie 2005;16(4): 175–199

98. Yesavage JA, Brink TL, Rose TL, Lum O, Huang V, Adey M, Leirer VO. Development and validation of a geriatric depression screening scale: A preliminary report. Journal of Psychiatric Research 1982,17: 37–49
99. Beck AT, Steer RA, Hautzinger M. Beck-Depressions-Inventar: (BDI) ; Testhandbuch. 1st ed. Bern: Huber; 1994.
100. Folstein MF, Folstein SE, McHugh PR. „Mini-mental state". A practical method for grading the cognitive state of patients for the clinician. Journal of Psychiatric Research 1975;12:189–98.
101. O'Bryant SE, Humphreys JD, Smith GE, Ivnik RJ, Graff-Radford NR, Petersen RC, Lucas JA. Detecting dementia with the mini-mental state examination in highly educated individuals. Arch Neurol 2008,65: 963–7
102. Nasreddine ZS, Phillips NA, Bédirian V, Charbonneau S, Whitehead V, Collin I, Cummings JL, Chertkow H.: The Montreal Cognitive Assessment, MoCA: a brief screening tool for mild cognitive impairment. Journal of the American Geriatrics Society 2005;53(4): 695–699
103. Tsoi KK, Chan JY, Hirai HW, Wong SY, Kwok TC. Cognitive Tests to Detect Dementia. JAMA Intern Med 2015;175(9): 1450–8
104. Kalbe E, Kessler J, Calabrese P, Smith R, Passmore AP, Brand M, Bullock R.: DemTect: a new, sensitive cognitive screening test to support the diagnosis of mild cognitive impairment and early dementia. International journal of geriatric psychiatry 2004;19(2): 136–143
105. Kalbe E, Brand M, Kessler J, Calabrese P. Der DemTect in der klinischen Anwendung. Zeitschrift für Gerontopsychologie & -psychiatrie 2005;18(3): 121–130
106. Shulman KI. Clock-drawing: is it the ideal cognitive screening test? Int J Geriatr Psychiatry 2000; 15(6): 548–61
107. Werheid K. Neuropsychologische Diagnostik bei Alzheimerkrankheit im Frühstadium: Status quo und Zukunftstrends. Zeitschrift für Psychiatrie, Psychologie und Psychotherapie 2011;59: 95–102
108. Ehreke L, Luck T, Luppa M, König HH, Villringer A, Riedel-Heller SG.: Clock Drawing Test – screening utility for mild cognitive impairment according to different scoring systems. Results of the Leipzig Longitudinal Study of the Aged (LEILA 75+). Int. Psychogeriatr. 2011;23(10): 1592–1601
109. Zaudig M, Mittelhammer J, Hiller W, Pauls A, Thora C, Morinigo A, Mombour W. SIDAM – A Structured Interview for the diagnosis of Dementia of the Alzheimer type, Multi-infarct dementia and dementias of other aetiology according to ICD-10 and DSM-III-R. Psychol. Med. 1991;21: 225
110. Oswald WD, Fleischmann UM. Nürnberger-Alters-Inventar: (NAI) ; NAI-Testmanual und -Textband. 4th ed. Göttingen: Hogrefe Verl. für Psychologie; 1999
111. Rosen WG, Mohs RC, Davis KL. A new rating scale for Alzheimer's disease. Am J Psychiatry 1984, 141(11): 1356–64
112. Hobart J, Cano S, Posner H, Selnes O, Stern Y, Thomas R, Zajicek J. Putting the Alzheimer's cognitive test to the test I. Traditional psychometric methods. Alzheimer's & Dementia 2013;9(1): 4–9

113. Morris JC, Heyman A, Mohs RC, Hughes JP, van Belle G, Fillenbaum G, et al. The Consortium to Establish a Registry for Alzheimer's Disease (CERAD). Part I. Clinical and neuropsychological assessment of Alzheimer's disease. Neurology 1989;39: 1159–65.
114. Thalmann B, Monsch AU, Bernasconi F, Berres M, Schneitter M, Ermini-Fünfschilling D, Spiegel R, Stähelin HB. CERAD – Consortium to Establish a Registry for Alzheimer's Disease Assessment Battery – deutsche Fassung, 1997, Basel Geriatrische Universitätsklinik.
115. Ehrensperger MM, Berres M., Taylor KI, Monsch AU: Early detection of Alzheimer's disease with a total score of the German CERAD. J Int Neuropsychol Soc 2010;16(05): 910–920
116. Pinner G. Truth-telling and the diagnosis of dementia. The British Journal of Psychiatry 2000;176:514–5. doi:10.1192/bjp.176.6.514.
117. Lämmler G, Stechl E, Steinhagen-Thiessen E: Die Patientenaufklärung bei Demenz. Z Gerontol Geriatr 2007;40(2): 81–87
118. Lepeleire J de, Buntinx F, Aertgeerts B. Disclosing the diagnosis of dementia: the performance of Flemish general practitioners. Int Psychogeriatr 2004;16:421–8.
119. Bamford C, Lamont S, Eccles M, Robinson L, May C, Bond J. Disclosing a diagnosis of dementia: a systematic review. Int J Geriatr Psychiatry 2004;19:151–69. doi:10.1002/gps.1050.
120. Johnson H, Bouman WP, PINNER G. On telling the truth in Alzheimer's disease: a pilot study of current practice and attitudes. Int Psychogeriatr 2000;12:221–9.
121. Carpenter B, Dave J. Disclosing a Dementia Diagnosis: A Review of Opinion and Practice, and a Proposed Research Agenda. The Gerontologist 2004;44:149–58. doi:10.1093/geront/44.2.149.
122. Husband HJ. The psychological consequences of learning a diagnosis of dementia: Three case examples. Aging & Mental Health 1999;3:179–83. doi:10.1080/13607869956352.
123. Husband HJ. Diagnostic disclosure in dementia: an opportunity for intervention? Int J Geriatr Psychiatry 2000;15:544–7.
124. Pinner G, Bouman WP. Attitudes of patients with mild dementia and their carers towards disclosure of the diagnosis. Int Psychogeriatr 2003;15:279–88.
125. Lee SM, Roen K, Thornton A. The psychological impact of a diagnosis of Alzheimer's disease. Dementia 2014;13:289–305
126. https://www.medizin.uni-tuebingen.de/uktmedia/EINRICHTUNGEN/Kliniken/Medizinische+Klinik/Innere+Medizin+IV/PDF_Archiv/LeitfadenDiagnosemitteilung.pdf letzter Zugriff 24.03.2016
127. Niemann-Mirmehdi M, Mahlberg R. Alzheimer: Was tun, wenn die Krankheit beginnt? Alles über Diagnose und Therapie. Wie Sie sich auf ein verändertes Leben einstellen. Ein einfühlsamer Ratgeber für Betroffene und Angehörige, Zwickau: Trias 2003
128. Bundesministerium für Gesundheit. Abschlussbericht BMG Leuchtturmprojekte, start-modem 2013 http://www.bmg.bund.de/fileadmin/dateien/Publikationen/

Pflege/Berichte/Abschlussbericht_Leuchtturmprojekt_Demenz.pdf letzter Zugriff: 24.03.2016

129. Waldorff FB, Buss DV, Eckermann A, Rasmussen MLH, Keiding N, Rishøj S, Siersma V, Sørensen J, Sørensen LV, Vogel A, Waldemar G. Efficacy of psychosocial intervention in patients with mild Alzheimer's disease: the multicentre, rater blinded, randomised Danish Alzheimer Intervention Study (DAISY) 2012

130. von Steinbüchel N, Bullinger M, Kirchberger I. Die Münchner Lebensqualitäts-Dimensionen Liste (MLDL). Entwicklung und Prüfung eines Verfahrens zur krankheitsübergreifenden Erfassung der Lebensqualität. Zeitschrift für Medizinische Psychologie 1999;3: 99–112

131. Pantucek P. Soziale Diagnostik Verfahren für die Praxis Sozialer Arbeit 2. Wien: Böhlau 2009

132. Schwing R, Fryszer A. Systemisches Handwerk, Werkzeug für die Praxis. 7., durchgesehene Auflage, Vandenhoeck & Ruprecht 2007

133. Niemann-Mirmehdi M, Rapp MA. Klinische Sozialarbeit in der Gerontopsychiatrie. In: Zippel C, Kraus S, Herausgeber, Soziale Arbeit für alte Menschen. Frankfurt a.M.: Mabuse-Verlag 2009

134. Ott BR, Heindel WC, Papandonatos GD, Festa EK, Davis JD, Daiello LA, Morris JC. A longitudinal study of drivers with Alzheimer disease. Neurology. 2008;70 (14):1171–8

135. Pinquart M, Sörensen S. Differences between caregivers and noncaregivers in psychological health and physical health: A meta-analysis. Psychology and Aging 2003;18: 250–267.

136. Destatis. Alleinlebende in Deutschland. Ergebnisse des Mikrozensus 2011. Begleitmaterial zur Pressekonferenz am 11. Juli 2012 in Berlin. Statistisches Bundesamt. https://www.destatis.de/DE/PresseService/Presse/Pressekonferenzen/2012/Alleinlebende/begleitmaterial_PDF.pdf?__blob=publicationFile Letzter Zugriff 22.4.2016

137. Schneekloth U, Wahl HW, Herausgeber, Möglichkeiten und Grenzen selbständiger Lebensführung in privaten Haushalten (MuG III). Repräsentativbefunde und Vertiefungsstudien zu häuslichen Pflegearrangements, Demenz und professionellen Versorgungsangeboten. Integrierter Abschlussbericht 2005

138. Gilmour H. Living alone with dementia: risk and the professional role. Nursing Older People 2004;16(9): 20–24

139. Birks J. Cholinesterase inhibitors for Alzheimer's disease. Cochrane Database Syst Rev. 2006;(1)

140. Birks J. Grimley Evans J: Ginkgo biloba for cognitive impairment and dementia. Cochrane Database Syst Rev 2009;(1)

141. Winblad B, Jones RW, Wirth Y, Stöffler A, Möbius HJ. Memantine in moderate to severe Alzheimer's disease: a metaanalysis of randomised clinical trials. Dement Geriatr Cogn Disord 2007;24: 20–27.

113. Morris JC, Heyman A, Mohs RC, Hughes JP, van Belle G, Fillenbaum G, et al. The Consortium to Establish a Registry for Alzheimer's Disease (CERAD). Part I. Clinical and neuropsychological assessment of Alzheimer's disease. Neurology 1989;39: 1159–65.
114. Thalmann B, Monsch AU, Bernasconi F, Berres M, Schneitter M, Ermini-Fünfschilling D, Spiegel R, Stähelin HB. CERAD – Consortium to Establish a Registry for Alzheimer's Disease Assessment Battery – deutsche Fassung, 1997, Basel Geriatrische Universitätsklinik.
115. Ehrensperger MM, Berres M., Taylor KI, Monsch AU: Early detection of Alzheimer's disease with a total score of the German CERAD. J Int Neuropsychol Soc 2010;16(05): 910–920
116. Pinner G. Truth-telling and the diagnosis of dementia. The British Journal of Psychiatry 2000;176:514–5. doi:10.1192/bjp.176.6.514.
117. Lämmler G, Stechl E, Steinhagen-Thiessen E: Die Patientenaufklärung bei Demenz. Z Gerontol Geriatr 2007;40(2): 81–87
118. Lepeleire J de, Buntinx F, Aertgeerts B. Disclosing the diagnosis of dementia: the performance of Flemish general practitioners. Int Psychogeriatr 2004;16:421–8.
119. Bamford C, Lamont S, Eccles M, Robinson L, May C, Bond J. Disclosing a diagnosis of dementia: a systematic review. Int J Geriatr Psychiatry 2004;19:151–69. doi:10.1002/gps.1050.
120. Johnson H, Bouman WP, PINNER G. On telling the truth in Alzheimer's disease: a pilot study of current practice and attitudes. Int Psychogeriatr 2000;12:221–9.
121. Carpenter B, Dave J. Disclosing a Dementia Diagnosis: A Review of Opinion and Practice, and a Proposed Research Agenda. The Gerontologist 2004;44:149–58. doi:10.1093/geront/44.2.149.
122. Husband HJ. The psychological consequences of learning a diagnosis of dementia: Three case examples. Aging & Mental Health 1999;3:179–83. doi:10.1080/13607869956352.
123. Husband HJ. Diagnostic disclosure in dementia: an opportunity for intervention? Int J Geriatr Psychiatry 2000;15:544–7.
124. Pinner G, Bouman WP. Attitudes of patients with mild dementia and their carers towards disclosure of the diagnosis. Int Psychogeriatr 2003;15:279–88.
125. Lee SM, Roen K, Thornton A. The psychological impact of a diagnosis of Alzheimer's disease. Dementia 2014;13:289–305
126. https://www.medizin.uni-tuebingen.de/uktmedia/EINRICHTUNGEN/Kliniken/Medizinische+Klinik/Innere+Medizin+IV/PDF_Archiv/LeitfadenDiagnosemitteilung.pdf letzter Zugriff 24.03.2016
127. Niemann-Mirmehdi M, Mahlberg R. Alzheimer: Was tun, wenn die Krankheit beginnt? Alles über Diagnose und Therapie. Wie Sie sich auf ein verändertes Leben einstellen. Ein einfühlsamer Ratgeber für Betroffene und Angehörige, Zwickau: Trias 2003
128. Bundesministerium für Gesundheit. Abschlussbericht BMG Leuchtturmprojekte, start-modem 2013 http://www.bmg.bund.de/fileadmin/dateien/Publikationen/

Pflege/Berichte/Abschlussbericht_Leuchtturmprojekt_Demenz.pdf letzter Zugriff: 24.03.2016

129. Waldorff FB, Buss DV, Eckermann A, Rasmussen MLH, Keiding N, Rishøj S, Siersma V, Sørensen J, Sørensen LV, Vogel A, Waldemar G. Efficacy of psychosocial intervention in patients with mild Alzheimer's disease: the multicentre, rater blinded, randomised Danish Alzheimer Intervention Study (DAISY) 2012

130. von Steinbüchel N, Bullinger M, Kirchberger I. Die Münchner Lebensqualitäts-Dimensionen Liste (MLDL). Entwicklung und Prüfung eines Verfahrens zur krankheitsübergreifenden Erfassung der Lebensqualität. Zeitschrift für Medizinische Psychologie 1999;3: 99 – 112

131. Pantucek P. Soziale Diagnostik Verfahren für die Praxis Sozialer Arbeit 2. Wien: Böhlau 2009

132. Schwing R, Fryszer A. Systemisches Handwerk, Werkzeug für die Praxis. 7., durchgesehene Auflage, Vandenhoeck & Ruprecht 2007

133. Niemann-Mirmehdi M, Rapp MA. Klinische Sozialarbeit in der Gerontopsychiatrie. In: Zippel C, Kraus S, Herausgeber, Soziale Arbeit für alte Menschen. Frankfurt a.M.: Mabuse-Verlag 2009

134. Ott BR, Heindel WC, Papandonatos GD, Festa EK, Davis JD, Daiello LA, Morris JC. A longitudinal study of drivers with Alzheimer disease. Neurology. 2008;70 (14):1171 – 8

135. Pinquart M, Sörensen S. Differences between caregivers and noncaregivers in psychological health and physical health: A meta-analysis. Psychology and Aging 2003;18: 250 – 267.

136. Destatis. Alleinlebende in Deutschland. Ergebnisse des Mikrozensus 2011. Begleitmaterial zur Pressekonferenz am 11. Juli 2012 in Berlin. Statistisches Bundesamt. https://www.destatis.de/DE/PresseService/Presse/Pressekonferenzen/2012/Alleinlebende/begleitmaterial_PDF.pdf?__blob=publicationFile Letzter Zugriff 22.4.2016

137. Schneekloth U, Wahl HW, Herausgeber, Möglichkeiten und Grenzen selbständiger Lebensführung in privaten Haushalten (MuG III). Repräsentativbefunde und Vertiefungsstudien zu häuslichen Pflegearrangements, Demenz und professionellen Versorgungsangeboten. Integrierter Abschlussbericht 2005

138. Gilmour H. Living alone with dementia: risk and the professional role. Nursing Older People 2004;16(9): 20 – 24

139. Birks J. Cholinesterase inhibitors for Alzheimer's disease. Cochrane Database Syst Rev. 2006;(1)

140. Birks J. Grimley Evans J: Ginkgo biloba for cognitive impairment and dementia. Cochrane Database Syst Rev 2009;(1)

141. Winblad B, Jones RW, Wirth Y, Stöffler A, Möbius HJ. Memantine in moderate to severe Alzheimer's disease: a metaanalysis of randomised clinical trials. Dement Geriatr Cogn Disord 2007;24: 20 – 27.

142. Wild R, Pettit T, Burns A. Cholinesterase inhibitors for dementia with Lewy bodies. Cochrane Database Syst Rev 2003(3)
143. Lyketsos CG, DelCampo L, Steinberg M, Miles Q, Steele CD, Munro C, Baker AS, Sheppard JM, Frangakis C, Brandt J, Rabins PV. Treating depression in Alzheimer disease: efficacy and safety of sertraline therapy, and the benefits of depression reduction: the DIADS. Arch Gen Psychiatry 2003;60(7): 737–746.
144. Rosenberg PB, Drye LT, Martin BK, Frangakis C, Mintzer JE, Weintraub D, Porsteinsson AP, Schneider LS, Rabins PV, Munro CA, Meinert CL, Lyketsos CG; DIADS-2 Research Group. Sertraline for the treatment of depression in Alzheimer disease. Am J Geriatr Psychiatry 2010; 18(2): 136–145.
145. Ballard C1, Hanney ML, Theodoulou M, Douglas S, McShane R, Kossakowski K, Gill R, Juszczak E, Yu LM, Jacoby R; DART-AD investigators. The dementia antipsychotic withdrawal trial (DART-AD): long-term follow-up of a randomised placebo-controlled trial. Lancet Neurol 2009;8(2): 151–157.
146. Kales HC, Kim HM, Zivin K, Valenstein M, Seyfried LS, Chiang C, Cunningham F, Schneider LS, Blow FC. Risk of mortality among individual antipsychotics in patients with dementia. Am J Psychiatry 2012;169(1): 71–79.
147. Cacabelos R, Torrellas C, Carrera I, Cacabelos P, Corzo L, Fernández-Novoa, L, Aliev, G. Novel Therapeutic Strategies for Dementia. CNS & Neurological Disorders-Drug Targets (Formerly Current Drug Targets-CNS & Neurological Disorders) 2016;15(2): 41–241.
148. Clare L, Woods RT, Moniz Cook ED, Orrell M, Spector A. Cognitive training and cognitive rehabilitation for people with early-stage Alzheimer's disease: A review. Cochrane Database Systematic Review. 2005;4
149. Aguirre E, Woods RT, Spector A, Orrell M. Cognitive stimulation for dementia: A systematic review of the evidence of effectiveness from randomised controlled trials. Ageing research reviews 2013;12(1): 253–262.
150. Wächtler C, Feige A, Lange J, Zeidler M. Psychotherapeutische Konzepte bei Demenz. Psychotherapie im Dialog 2005;6(3): 295–303
151. Spector A, Davies S, Woods B, Orrell M. Reality Orientation for Dementia: A Systematic Review of the Evidence of Effectiveness from Randomized Controlled Trials. The Gerontologist 2000;40(2): 206–212.
152. Lin YC, Dai YT, Hwang SL.: The Effect of Reminiscence on the Elderly Population: A Systematic Review. Public Health Nursing 2003;20(4): 297–306
153. Maerker A. Forstmeier S, Herausgeber, Der Lebensrückblick in Therapie und Behandlung. Berlin, Heidelberg: Springer 2013
154. Dempsey L, Murphy K, Cooney A, Casey D, O'Shea E, Devane D, Jordan F, Hunter A. Reminiscence in dementia: a concept analysis. Dementia 2014;13(2): 176–92
155. Pinquart M, Forstmeier S. Effects of reminiscence interventions on psychosocial outcomes: a meta-analysis. Aging and Mental Health 2012;16(5): 541–58
156. Huang HC, Chen YT, Chen PY, Huey-Lan Hu S, Liu F, Kuo YL, Chiu IIY. Reminiscence Therapy Improves Cognitive Functions and Reduces Depressive Symptoms in Elderly People With Dementia: A Meta-Analysis of Randomized Con-

trolled Trials. Journal Of The American Medical Directors Association 2015;16(12): 1087–1094

157. Orgeta V, Qazi A, Spector A, Orrell M. Psychological treatments for depression and anxiety in dementia and mild cognitive impairment: systematic review and meta-analysis. The British Journal Of Psychiatry: 2015;207(4): 293–298

158. Haight BK, Gibson F, Michel Y. The Northern Ireland life review/life storybook project for people with dementia. Alzheimer's & Dementia 2006;2(1): 56–58

159. Romero B. Selbsterhaltungstherapie: Konzept, klinische Praxis und bisherige Ergebnisse. Zeitschrift für Gerontopsychologie & -psychiatrie 2004;17: 119–134

160. Schiffczyk C, Romero B, Jonas C, Lahmeyer C, Müller F, Riepe MW. Efficacy of Short-Term Inpatient Rehabilitation for Dementia Patients and Caregivers: Prospective Cohort Study. Dementia and Geriatric Cognitive Disorders. 2013;35: 300–312

161. Werheid K, Thöne-Otto AI. Alzheimer-Krankheit. Ein neuropsychologisch-verhaltenstherapeutisches Manual. Weinheim: Beltz PVU 2010

162. Kurz A, Thöne-Otto A, Cramer B, Egert S, Frölich L, Gertz HJ, Kehl V, Wagenpfeil S, Werheid K. CORDIAL: cognitive rehabilitation and cognitive-behavioral treatment for early dementia in Alzheimer disease: a multicenter, randomized, controlled trial. Alzheimer Disease & Associated Disorders 2012;26(3): 246–53

163. Ehrhardt T, Hampel H, Hegerl U, Möller HJ. Das Verhaltenstherapeutische Kompetenztraining VKT – Eine spezifische Intervention für Patienten mit einer beginnenden Alzheimer-Demenz. Zeitschrift für Gerontologie und Geriatrie 1998;9: 154–161

164. Deutscher Verband der Ergotherapeuten 08/2007 https://www.dve.info/ergotherapie/definition.html Letzter Zugriff: 23.03.2016

165. Kranz F. Leitfaden par excellence – Ergodem. ergopraxis 2015; 8(10): 18–24

166. Kim SY, Yoo EY, Jung MY, Park SH, Park JH. A systematic review of the effects of occupational therapy for persons with dementia: a meta-analysis of randomized controlled trials. NeuroRehabilitation 2012;31(2): 107–115

167. http://www.eufic.org/article/de/expid/basics-korperliche-aktivitat/ Letzter Zugriff: 17.03.2016

168. Hamer M, Chida Y. Physical activity and risk of neurodegenerative disease: a systematic review of prospective evidence. Psychological Medicine 2009; 39: 3–11.

169. Reimers CD, Knapp G, Tettenborn B. Einfluss körperliche Aktivität auf die Kognition. Ist körperliche Aktivität Demenz-präventiv? Aktuelle Neurologie 2012; 39: 276–291

170. Heyn P, Abreu BC, Ottenbacher KJ. The Effects of Exercise Training on Elderly Persons With Cognitive Impairment and Dementia: A Meta-Analysis. Archives of Physical Medicine and Rehabilitation 2004;85: 1694–1704.

171. McLaren AN, LaMantia MA, Callahan CM: Systematic review of non-pharmacologic interventions to delay functional decline in community-dwelling patients with dementia. Systematic review of non-pharmacologic interventions

to delay functional decline in community-dwelling patients with dementia, Aging & Mental Health 2013, 17(6), 655–666.
172. Forbes D, Morgan DG, Bangma J, Peacock S, Adamson J. Light therapy for managing sleep, behaviour, and mood disturbances in dementia. The Cochrane Library. 2004(4)
173. Beard RL. Art therapies and dementia care: A systematic review. Dementia 2012;11(5): 633–656
174. Samson S, Clement S, Narme P, Schiaratura L, Ehrlé N. Efficacy of musical interventions in dementia: methodological requirements of nonpharmacological trials. Ann. N.Y. Acad. Sci. 2014;1337: 249–255
175. Vasionyte I, Madison G. Musical intervention for patients with dementia: a meta-analysis. Journal of Clinical Nursing 2013; 22(9–10): 1203–1216
176. McDermott O, Crellin N, Ridder HM, Orrell M. Music therapy in dementia: a narrative synthesis systematic review. International Journal of Geriatric Psychiatry 2013; 28: 781–794
177. Padilla R. Effectiveness of environment-based interventions for people with Alzheimer's disease and related dementias. American Journal of Occupational Therapy 2011; 65(5): 514–522.
178. Verkaik R, van Weert JCM, Francke AL. The effects of psychosocial methods on depressed, aggressive and apathetic behaviors of people with dementia: a systematic review. International Journal of Geriatric Psychiatry 2005;20(4): 301–314
179. Mohr L. Was ist Basale Stimulation? Ein Vorschlag zur Begriffsklärung. Rehabilitation 2010;49: 396–399.
180. Staubach C. Pflegerischer Umgang mit Schlafstörungen bei Patienten mit Alzheimer-Demenz. Psych Pflege Heute 2002;8: 323–330.
181. Stoppe G, Maeck L. Therapie von Verhaltensstörungen bei Menschen mit Demenz. Zeitschrift für Gerontopsychologie & -psychiatrie 2007;20(1): 53–58.
182. Feil N. Validation Therapy with late-onset dementia populations. In: Jones G, Meisen B., editors, Care-giving in dementia. New York: Tavistock/Routlegde 1992.
183. Neal M, Barton Wright P. Validation therapy for dementia (Review). Cochrane Database of Systematic Reviews 2003(3)
184. Livingston G, Johnston K, Katona C, Paton J, Lyketsos CG. Systematic Review of Psychological Approaches to the Management of Neuropsychiatric Symptoms of Dementia. American Journal of Psychiatry 2005;162(11): 1996–2021
185. Jensen M, Agbata IN, Canavan M, McCarthy G. Effectiveness of educational interventions for informal caregivers of individuals with dementia residing in the community: systematic review and meta-analysis of randomised controlled trials. International journal of geriatric psychiatry 2015;30(2): 130–43
186. Kurz A, Wilz G. Die Belastung pflegender Angehöriger bei Demenz. Enstehungsbedingungen und Interventionsmöglichkeiten. Nervenarzt 2011;82: 336–342

187. Pinquart M., Sörensen S. Helping caregivers of persons with dementia: which interventions work and how large are their effects? International Psychogeriatrics 2006;18(4): 577–595
188. Wilz G, Schinköthe D, Soellner R. Goal Attainment and Treatment. Compliance in a Cognitive-Behavioral Telephone Intervention for Family Caregivers of Persons with Dementia. The Journal of Gerontopsychology and Geriatric Psychiatry 2011;24(3): 115–125
189. Tam-Tham H, Cepoiu-Martin M, Ronksley PE, Maxwell CJ, Hemmelgarn BR. Dementia case management and risk of long-term care placement: a systematic review and meta-analysis. International Journal of geriatric psychiatry 2013;28 (9): 889–902.
190. Chien LY, Chu H, Guo JL, Liao YM, Chang LI, Chen CH, Chou KR. Caregiver support groups in patients with dementia: a meta-analysis. International journal of geriatric psychiatry 2011;26(10): 1089–98.
191. Kurz A. Psychosoziale Interventionen bei Demenz. Der Nervenarzt 2013,84,(1): 93–105
192. O'Neil ME, Freeman M, Christensen V, Telerant R, Addleman A, Kansagara D. Non-pharmacological interventions for behavioral symptoms of dementia: a systematic review of the evidence. VA-ESP Project #05–225. Department of Veterans Affairs, Washington, DC 2011
193. Yaffe K, Fox P, Newcomer R, Sands L, Lindquist K, Dane K, Covinsky KE. Patient and Caregiver Characteristics and Nursing Home Placement in Patients with Dementia. JAMA 2002;24;287(16):2090–2097
194. Teri L, Logsdon RG, McCurry SM. Exercise Interventions for Dementia and Cognitive impairment: The Seattle Protocols. Journal of Nutrition, Health and Aging 2008;12(6): 391–394.
195. Jost E, Voigt-Radloff S, Hüll M, Dykierek P, Schmidtke K. Fördergruppe für Demenzpatienten und Beratungsgruppe für Angehörige. Praktikabilität, Akzeptanz und Nutzen eines kombinierten interdisziplinären Behandlungsprogramms. Zeitschrift für Gerontopsychologie & -psychiatrie 2006;19: 139–150
196. Emme von der Ahe H, Weidner F, Laag U, Blome S. Entlastungsprogramm bei Demenz – EDe II. Abschlussbericht zum Modellvorhaben zur Weiterentwicklung der Pflegeversicherung nach § 8 Abs. 3 SGB XI. Köln, Minden 2012
197. Baier B, Romero, B Rehabilitationsprogramme und psychoedukative Ansätze für Demenzkranke und betreuende Angehörige. In: Förstl, H, Herausgeber, Demenzen in Theorie und Praxis, S. 385–404. Springer. 2001
198. Nijs KA, de Graaf C, Kok FJ, van Staveren WA. Effect of family style mealtimes on quality of life, physical performance, and body weight of nursing home residents: cluster randomised controlled trial. British Medical Journal 2006; 332 (7551): 1180–4.
199. Liu W, Cheon J, Thomas SA. Interventions on mealtime difficulties in older adults with dementia: A systematic review. International Journal of Nursing Studies 2014; 51: 14–27

200. Chaudhury H, Hung L, Badger M. The Role of Physical Environment in Supporting Person-centered Dining in Long-Term Care: A Review of the Literature. American Journal of Alzheimer's Disease & Other Dementias 2013;28(5): 491–500.
201. Marquardt G, Bueter K, Motzek T. Impact of the Design of the Built Environment on People with Dementia: An Evidence-Based Review. HERD: Health Environments Research & Design Journal 2014;8(1): 127–157
202. Fleming R, Purandare N. Long-term care for people with dementia: environmental design guidelines. International Psychogeriatrics 2010;22 (7): 1084–1096.
203. Zetteler J. Effectiveness of simulated presence therapy for individuals with dementia: A systematic review and meta-analysis. Aging & Mental Health, 12:6, 779–785
204. Joseph A, Choi YS, Quan X. Impact of the Physical Environment of Residential Health, Care, and Support Facilities (RHCSF) on Staff and Residents: A Systematic Review of the Literature. Environment and Behavior 2015:1–39
205. Garland K, Beer E, Eppingstall B, O'Connor DW. A Comparison of Two Treatments of Agitated Behavior in Nursing Home Residents With Dementia: Simulated Family Presence and Preferred Music. American Journal of Geriatric Psychiatry 2007; 15(6): 514–521
206. Woods P, Ashley J. Simulated presence therapy: using selected memories to manage problem behaviors in Alzheimer's disease patients. Geriatr Nurs 1995;16 (1): 9–14.
207. Abraha I, Rimland JM, Lozano-Montoya I, Dell'Aquila G, Vélez-Díaz-Pallarés M, Trotta FM, Cherubini A. Simulated presence therapy for dementia (Protocol). Cochrane Database of Systematic Reviews 2015(9)
208. Zetteler J. Effectiveness of simulated presence therapy for individuals with dementia: A systematic review and meta-analysis. Aging & Mental Health, 12:6, 779–785
209. Garland K, Beer E, Eppingstall B, O'Connor DW. A Comparison of Two Treatments of Agitated Behavior in Nursing Home Residents With Dementia: Simulated Family Presence and Preferred Music. American Journal of Geriatric Psychiatry 2007; 15(6): 514–521
210. Kolbe HJ Milieu ist das was wirkt und als wirksam erlebt wird. In: Bertram M, Kolbe HJ, Herausgeber, Dimensionen therapeutischer Prozesse in der Integrativen Medizin. S. 247–260. Wiesbaden: Springer 2016
211. Fischer-Terworth C, Probst P, Glanzmann PG, Knorr CC. Psychologische Interventionen bei demenziellen Erkrankungen. Zeitschrift für Psychiatrie, Psychologie und Psychotherapie 2009;57(3): 195–206
212. Savaskan E, Bopp-Kistler I, Buerge M, Fischlin R, Georgescu D, Giardini U, Wollmer, MA Empfehlungen zur Diagnostik und Therapie der behavioralen und psychologischen Symptome der Demenz (BPSD). PRAXIS 2014;103(3): 135–148
213. Lazar A, Thompson H, Demiris G. A Systematic Review of the Use of Technology for Reminiscence Therapy. Health Education & Behavior 2014; 41(1S):51S-61S

214. Nordheim J, Hamm S, Kuhlmey A, Suhr R (2014): Tablets und ihr Nutzen für demenzerkrankte Heimbewohner. Ergebnisse einer qualitativen Pilotstudie. Zeitschrift für Gerontologie und Geriatrie 2015, 48(6): 543–549
215. Kueider AM, Parisi JM, Gross AL, Rebok GW. Computerized Training with Older Adults: A Systematic Review. PLoS ONE 2012; 7(7):e40588
216. McCallum S, Boletsis C. Dementia Games: A Literature Review of Dementia-Related Serious Games. Serious Games Development and Applications – Lecture Notes in Computer Science 2013; 8101: 15–27

Register

ADAS-Cog, Alzheimer Disease Assessment Scale – Cognition 48
Agnosie 4
Alleinlebende Menschen mit Demenz 31, 61f.
Alltagsfunktion 76f., 89
Alltagskompetenzen 45, 77f.
Alzheimer-Demenz 2 ff., 36, 63
Alzheimer-Gesellschaften 15, 28
ambulante psychiatrische Pflege 29f.
Amyloid-Plaques 2 ff.
Angehörigengruppen 86
Angehörigentraining 87f.
Anomie 4
Antidepressiva 10, 41, 64, 94, 97
Antiepileptika 10, 64, 94
Aphasie 7f., 50, 94, 96
Apraxie 4, 94
Arbeitsplatz 61
Aromatherapie 80
Aufklärungspraxis 51ff.

basale Stimulation 82
BDI, Beck-Depressionsinventar 45
Behandlungspflege 29
Beratungsbedarf 27
Beratungspflicht 27
Bewältigung 30, 59ff., 75, 88, 94
Binswanger-Krankheit 9, 94
Biographiearbeit 70ff.

Case Management 20, 85f.
CERAD-Testbatterie 41f., 48f.
Cholinesterasehemmer 63f., 94
Copingstrategien 53, 56

Demenzdiagnostik 36f., 41 ff.
Demenznetzwerke 16
DemTect, Demenzdetektionstest 47, 94
Depression 3f., 10f., 18, 23, 27, 39, 41, 45f., 52, 56, 64, 70, 72ff., 83, 86, 90, 96
Diagnosemitteilung 51ff.
Dienstleistungen 29
Differenzialdiagnose 33f., 39
Donepezil 63f., 95

Eigenständigkeit 60, 88
Entlassungsmanagement 19

Ergotherapie 25, 76
Erstberatung 52ff., 57ff.

Fahrtauglichkeit 60
Finanzierung 24, 27, 29, 31, 61
Folsäure 11, 33f.
frontotemporale Demenz 7, 34, 37, 45, 49f., 64, 67
Früherkennung 38f.

Galantamin 63, 95
GDS, Geriatrische Depressionsskala 45f., 95
Gedächtnissprechstunde 21f., 36, 45, 51, 54ff.
Gerontopsychiatrisches Zentrum (GPZ) 21f.
gesundheitsförderliche Lebensgestaltung 59, 74
Gewalt 31
Ginkgo Biloba 63f.
GNP, Gesellschaft für Neuropsychologie 45
Grundhaltung 60
Grundpflege 29

Heilmittelkatalog 25
Hilfe-Mix 30
Hilfsmittelkatalog 24

Inanspruchnahmeverhalten 17f., 25ff.
Indikation 24, 27, 38f., 59
Informations- und Kommunikationstechnologien (IKT) 91f.
Inklusion 15

kognitive Rehabilitation 68
kognitives Defizit 37f.
kognitive Stimulation 50, 67f.
Kommunikationsfähigkeit 71, 73f.
Kompensationsstrategien 49f., 75
Kompetenzbereiche 60
körperliche Aktivität 77f.
Krankenhaus 19, 22, 59f.
Krisendienst 28
Krisensituation 59
künstlerische Therapien 78f.

Lebensrückblicktherapie (LRT) 70, 72f.
Lewy-Körper-Demenz 6f., 34, 39
Lichttherapie 80f., 89f.
Liquordiagnostik 36

Massagen 80ff.
Memantine 63
Milieutherapie 91
MMSE, Mini-Mental-Status-Examination 44, 46f.
MoCA, Montreal Cognitive Assessment 44, 47
MRT 35
multisensorische Verfahren 80
Musiktherapie 78ff., 90

NAI, Nürnberger Altersinventar 48
Netzwerkgespräch 25, 59
Neuroleptika 6f., 34, 64f., 96
neuropsychologische Diagnostik 33, 36ff.
neuropsychologische Testverfahren 40, 48
neuropsychologische Therapie 27
niedrigschwellige Angebote 30ff.
Normaldruckhydrozephalus 13, 33
Normierung 40
Notfallplan 62

Online-Beratung 28

Paraphasie 8, 96
Patientenverfügung 61
Pflegeberatung 14, 27ff., 58, 61
Pflegegrade 24, 27, 30ff.
Pflegenoten 30
Pflegestärkungsgesetz II 31
Pflegezeitgesetz 61
Prävention 14f., 56
primär progressive Aphasie 7f.
psychodynamische Verfahren 76
Psychoedukation 75, 84, 97
psychosoziale Beratung 15, 19, 38, 58ff.
psychosoziale Diagnostik 58
Psychotherapie 18, 25ff., 41, 56, 59, 72, 75, 78, 84f.

Realitätsorientierungstraining (ROT) 67ff.
Regelfall 25

Rehabilitation 18, 22f., 30, 61, 75, 88
Reminiszenz 70ff.
Rivastigmin 63f., 97

S3-Leitlinie 22, 66ff., 71, 76ff., 87, 97
Screening-Verfahren 10, 34, 38, 44ff., 97
sekundäre Demenzen 2, 9ff.
Selbstbestimmung 18, 60
semantische Demenz 7f.
sensorische Verfahren 80f.
SIDAM, Strukturiertes Interview für die Diagnose einer Demenz 48
simulierte Präsenz 90f.
Snoezelen 81f.
sozialpsychiatrischer Dienst 22, 28, 97
Standardisierung 40
subjective memory complaints 39
Syndromdiagnose 36

Tagesstrukturierung 18, 82, 91
Tanztherapie 79
Tau-Protein 2f., 36, 97
Theatertherapie 79
Traumafolgestörung 73

Überleitung 16, 26, 32, 59
Uhrentest 47f.
Umgebungsgestaltung 88ff.

Validationstherapie 50, 82f.
vaskuläre Demenz 2, 8f., 12, 33f., 40, 47, 64
Verhaltensmanagement 86f.
verhaltenstherapeutisches Kompetenztraining (VKT) 75f.
Verlaufsdiagnostik 41, 45, 56f.
Vitamin B12 10ff., 34
vollstationäre Pflege 16ff., 30f.
Vorsorgevollmacht 61

Wohngemeinschaften 18ff., 30, 89

www.ingramcontent.com/pod-product-compliance
Lightning Source LLC
Chambersburg PA
CBHW080400030426
42334CB00024B/2942